儿科临证拾粹

主编 熊 磊

上海科学技术出版社

内 容 提 要

本书作者熊磊教授是中华中医药学会儿科分会第八届、第九届主任委员,岐黄学者,国家中医药管理局重点学科中医儿科学学科带头人,第六批、第七批全国老中医药专家学术经验传承工作指导老师。从事儿科医、教、研近40年,主张以"自然之法治自然之身",提倡内外合治、药食同用、擅长中医芳香疗法治疗儿科疾病,在全国中医儿科学领域有较高知名度和学术影响力。全书分为上下两篇。上篇论述学术思想及临证习用药对、滇药、攻药猛药、特色方剂使用经验;下篇精选医案120余则,涉及肺系疾病、心肝系疾病、脾胃系疾病等七大类疾病临床辨证思路、论治策略。

本书融理、法、方、药于一体,系诊病之实录、临证之心得、经验之精华,可为中医临床医生、中医药院校师生提供借鉴和参考。

图书在版编目(CIP)数据

儿科临证拾粹 / 熊磊主编. -- 上海 : 上海科学技术出版社, 2024.2
ISBN 978-7-5478-6468-5

Ⅰ. ①儿… Ⅱ. ①熊… Ⅲ. ①中医儿科学-中医临床-经验-中国 Ⅳ. ①R272

中国国家版本馆CIP数据核字(2023)第247558号

本书由以下项目资助出版:
岐黄学者熊磊工作室
全国名老中医药专家熊磊传承工作室
中医药防治新发突发传染病产业技术创新平台建设及示范应用

儿科临证拾粹

主编 熊 磊

上海世纪出版(集团)有限公司
上海 科 学 技 术 出 版 社 出版、发行
(上海市闵行区号景路 159 弄 A 座 9F - 10F)
邮政编码 201101   www.sstp.cn
常熟市华顺印刷有限公司印刷
开本 787×1092 1/16 印张 11.25 插页 3
字数:200 千字
2024 年 2 月第 1 版 2024 年 2 月第 1 次印刷
ISBN 978 - 7 - 5478 - 6468 - 5/R·2924
定价:60.00 元

编委会

主　编

熊　磊

副主编

王　纳

编　委

（按姓氏笔画排序）

马冬梅　王　博　王丁越

卢丽君　刘　洁　李佳静

杨　航　吴忻晨　周　杨

郗域江　贺喜盈　曹　婷

崔洁琼

前　言

　　时光荏苒，迄今，习医业医已四十余载，从当初的被逼学医到爱上中医，其间经历了漫长的求索和实践。是中医教我做人：医乃仁术，仁者爱人；是中医教我做学问："上知天文，下知地理，中知人事"；是中医教我做事："凡大医治病，必当安神定志，无欲无求，先发大慈恻隐之心，誓愿普救含灵之苦"；是中医让我的人生充满力量和惊喜。

　　40多年"勤求古训，博采众方"，传道授业，拜师学艺，在教中学，在学中悟，在干中练，"白加黑、5加2、日光月光加灯光"成为日常，日积月累，逐渐领悟到中医学的奥妙，体会了入门的艰辛与不易，享受了"风景这边独好"的欢愉，更重要的是，遇见了众多的大小朋友们，他们的信赖和托付，为我提供了大量的第一手的资料，使我在获得成就感的同时，深知自己的不足和医学的局限；感恩我的学生，他们是我前行路上的同心者和同行者，他们的努力和鼓励，激发了我对自己40多年职业生涯进行阶段小结的信心，这就是《儿科临证拾粹》这本书的由来。

　　全书分为上下两篇。上篇为医学心悟，记述"发皇古义识芳疗、自然法治自然身、治咳三期九法论、理气利窍治厌食"等学术观点及"喜用对药、善用滇药、相体裁药、健胃矫味"等用药特色，总结了有关"攻药、猛药、香药"在儿科的使用策略，收录了常用化裁方剂40余首并探析其临床应用指要；下篇为临证医案，精选典型医案120余则，按呼吸系统疾病、心肝系疾病、脾胃系疾病、肾系疾病、皮肤疾病、时行疾病、其他疾病分为七大类，旨在体现代表性、完整性、学术性、实用性。

"医之为艺诚难矣，而治小儿为尤难"。本书自 2019 年酝酿，至今才成稿付梓，事务繁忙是其因，关键还是缘于内心的忐忑。"纸上得来终觉浅，绝知此事要躬行"，秉持"板凳要坐十年冷，文章不写半句空"的原则，我希望出精品，出好作品。然医道精深，吾才疏学浅，终难圆满，惟不揣浅陋，在此抛砖引玉，以期读者指正，助我医路顺畅，医艺精进，成为更好的自己。

熊 磊

2023 年 10 月

目　　录

下篇 / 临证医案

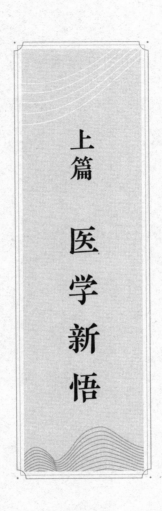

上篇

医学新悟

第一节

学 术 思 想

～～❧～～

一、发皇古义识芳疗

"香能通气，能主散，能醒脾阴，能透心气，能和合五脏"，中医芳香疗法缘起芳香中药，是指运用具有芳香特性的中药及其制剂，通过各种途径作用于人体，以达到调节脏腑气机，调和脏腑阴阳的作用。芳香之气皆属阳，可除秽浊之邪，芳香中药借其清气之正，以鼓舞人体正气，从而起到辟秽、化湿、行气、开窍等作用，正如《神农本草经》所言："香者，气之正，正气盛则除邪辟秽也。"团队深耕芳香疗法研究与实践，系统梳理了中医芳香疗法理论，构建了"理论＋基础＋临床＋创新产品研发"的一体化研究应用架构。

（一）芳香辟秽

芳香辟秽是指利用芳香中药的芳香之气及辛散走窜之力驱除有害病邪。香药起效迅速，直达病所，于外可解表驱邪、辟秽防疫，于内可调气行血、扶正祛毒，其通透之性，在窍可开心通脑，防疫制戾。芳香中药有解表、宣通、开闭之效，疫气未入内，可芳香驱邪、避秽；疫气入里留恋者，芳香宣通、祛疫；疫气深陷者，芳香通达、开闭，通心窍、醒脑窍，可防病情传变，故可用于疫病防治的各个阶段。

1. 芳香解表防疫

疫气由鼻而入，鼻通于肺，邪入于肺，则肺卫失宣，鼻窍不利，见鼻塞、流涕。芳香中药味辛宣散，驱邪解表，通鼻窍，《素问灵枢类纂约注·卷中》云："鼻为肺窍，心脉入肺，嚏则肺气通。"将具有浓郁芳香气味之品研粉吹入鼻腔或吸闻香气，使其香气刺鼻取嚏，达到防治疫病的目的，如在新冠病毒感染及流感期间，使用苍艾精油贴、苍艾舒醒棒嗅吸可有效预防疾病。在疫病治疗中，用具有解表功效的芳香之品，以芳香之品，驱邪外出，防邪深入，宣开鼻窍。如外感风寒者，可用荆防败毒散合桂枝汤加减，常用药物有柴胡、荆芥、防风、枳壳、葛根、黄芩、羌活、独活、白芷、前胡、桂枝、白芍、桔梗、防风等。恶寒、身痛、头痛明显者，加细辛、威灵仙；鼻塞流清涕加辛荑子、苍耳子、辛夷花。表寒里热证，治以发汗解表、兼清郁热，方选柴葛解肌汤合大青龙汤加减，常用药物有柴胡、黄芩、连翘、生石膏、葛根、麻黄、白芷、桔梗等。若湿热郁表，表现为发热、咽红、咽痛、苔腻者，治以解表透热、化湿利咽，方选临床效验方香芩解热方，常用药物有藿香、黄芩、连翘、柴胡、生石膏、青蒿等。鼻塞流脓涕者，加鱼腥草、通草；嗅觉、味觉减退者，加细辛、石菖蒲、薄荷、藿香、佩兰。王清任提出"鼻通于脑，所闻香臭皆归于脑"，现代研究认为鼻、脑为疫邪所伤部位，鼻脑相通，开鼻窍即醒脑窍，芳香之品走鼻通脑，开窍醒神，防止病邪深入。

2. 芳香宣中祛疫

疫气多由口鼻而入，口通于胃，直伤中焦，或疫邪由上焦传入中焦，湿浊毒邪互结，气血交阻，如《温病条辨·上焦篇》言："疫者，疠气流行，多兼秽浊。"芳香中药温燥，善于逐秽，流通气血，驱散里邪，如陈皮、藿香、干姜、厚朴、草果等，可温煦中焦之阳气，中焦得安，气血自畅，正气足而邪自安；芳香理气调中，主一身之气升降出入，常用药物如香附、青皮、木香、陈皮、砂仁、降香、郁金、沉香、乌药等能疏肝气、理中气。《温病条辨·中焦篇》载："湿热受自口鼻，由募原直走中道，不饥不食，机窍不灵，三香汤主之。"疫气自口鼻而入，自上焦传中焦，困阻脾胃，秽气阻窍，则嗅失而味丧，以三香汤清热开郁，芳香逐秽，秽浊而开郁，湿热之邪随药香外解。若湿重于热者，用三仁汤宣畅气机、清利湿热，表证明显者，加藿香、香薷以解表化湿；若寒热往来者，加青蒿、草果以和解化湿；湿热并重者，用甘露消毒丹利湿化浊、清热解毒。"香者，气之正也"，芳香扶正，补虚兼祛邪，可助患者康复。疫病中，凡脏腑功能失调、气血不运者，皆以香药理之运之。

3. 芳香开窍制疫

温疫之邪，由膜络孔窍，乘隙而入，循络传经，后入脏腑，发为变证、危症。心脑者，神明之所住，易为温邪所犯，心脑不通者，病或危或重。芳香药物辛香走窜，走鼻通脑，散壅滞，解壅遏，辛香醒脑，启闭通心，开窍醒神，正如《临证指南医案》中所言："夫温热秽浊，填塞内窍，神识昏迷，胀闷欲绝者，须以芳香宣窍。"疫毒深入，气血逆乱，元神失养，病变传脑，扰及神明；或秽浊邪气蒙蔽脑窍，清窍不明，神机失用；脏腑失调，官窍不灵，临证常见神昏谵语、不省人事、痉厥动风等危重急症，而芳香中药辛香浓烈，走窜极速，擅长入脑，可治诸窍不通，常用开窍药苏合香丸、至宝丹、紫雪丹、安宫牛黄丸被誉为急救"三宝"，有开窍醒神之功，起效迅速，救危解急。

芳香中药在中国疫病防治史上具有重要作用，古今常用芳香中药内服或外用以驱秽辟疫,并贯穿于疫病防治中。芳香中药外散驱邪避秽,内入调气行血,其效"解表邪,扶正气",除邪于表,解肌辛散;驱邪于里,通利宣化;逐邪于内,开闭通窍。早期、及时、正确辨证运用芳香中药,可提高中医药在疫病防治中的效果。以藿香、青蒿、薄荷、草果、生姜、红花、丹参等为代表的芳香中药被广泛应用于各地新冠感染防治方案中,香囊、香熏、艾灸等芳香疗法在医疗机构和民众中亦被推荐用于空气消毒和个人防护等。

(二) 芳香解郁

气味相生,芳香乃气之美者,嗅之使神志畅达,心情愉快,神志安宁,具有缓解郁证之功。气血闻香则行,启脏腑之神机,助血化生、运行,从而开郁散结,气郁、血郁、食郁、痰郁、湿郁等,以及表郁、里郁、脏郁、腑郁,一有郁滞,芳香药物皆可通之开之。根据临证经验,将芳香解郁法归纳为芳香醒脾解郁、理气解郁、豁痰开郁、温阳解郁、活血解郁五个方面。

1. 芳香醒脾解郁

"香"气入脾,祛湿行气,开胃醒脾,消食解郁。饮食不节,病久或药邪伤及脾胃,脾胃受郁则少食不运、口不知味。《本草纲目》谓:"甘松芳香,能开脾郁,少加入脾胃药中,甚醒脾气。"《丹溪心法·六郁》曰:"凡郁在中焦,以苍术、川芎开提其气以升之,假令食在气上,气升则食自除矣。"若脾郁不纳、恶心,宜甘松、藿香、佩兰、苍术、厚朴、砂仁、草豆蔻、草果;若食郁嗳酸、腹满不能食,宜香附、苍术、山楂、麦芽、枳实、萝卜、三棱、莪术、神曲、针砂;若初郁不开,未至内伤,而胸膈痞闷者,宜二陈汤、平胃散、和胃煎、调气平胃散、神香散之类以调之;若忧郁伤脾而吞酸呕恶者,宜温胃饮、神香散。

2. 芳香理气解郁

芳香味辛能行,宣畅气机,辛散升浮,顺应肝木,调达生发之性,能助肝气疏泄,以开郁结。芳香之品能宣能泄,气郁者,宜木香、郁金、沉香、香附、乌药、藿香、丁香、合欢皮、八月札、青皮、枳壳、佛手、降香、茴香、厚朴、槟榔、砂仁等,方如温胆汤、逍遥散、加味逍遥散、沉香降气散之类。虽都为行气、理气、散气药物,但也各有专长。如柴胡、薄荷二味,辛能发散,木之所喜,同气相求;乌药、川楝子、豆蔻疏通肝经郁;橘叶、橘核、娑婆子、路路通可解除乳房结块胀痛;代代花、月季花等兼能通经。

3. 芳香豁痰开郁

芳香药物可助升清降浊、豁痰行郁。痰蒙清窍,见精神昏蒙、记忆减退、注意分散、心烦失眠等郁证之象。气机阻滞不通，津液代谢输布失常，气滞生痰，痰气交互，郁于胸中而生痰郁。半夏厚朴汤化痰散结、行气开郁，其中开郁之厚朴，宣郁之生姜，散郁之苏叶，诸药芳香，祛除郁气。《金匮方歌括》中提到半夏厚朴汤变其分量，名为七气汤，以治七情之病。痰郁者，宜苍术、川芎、白芷、白术、橘皮、香附、南星、羌活、独活之类，方如香芎二陈汤、沉香降气散、枳壳散、小龙荟丸、除湿汤、平胃散等。

4. 芳香温阳解郁

虚可致郁，温煦失职，血行无力，无以养神，因虚致郁者，精神萎靡不振。芳香中药，多辛香温燥，可振奋阳气，温散寒凝，通畅气机。《济生方·五脏门》曰："夫肝者……方其虚也，虚则生寒，寒则苦胁下坚胀，时作寒热，胀满不食，悒悒不乐，如人将捕，眼生黑花，视物不明，口苦头痛，关节不利，筋脉拘缩，爪甲干枯，喜怒悲恐，不得太息，诊其脉沉细而滑者，皆虚寒之侯。"如薤白、桂枝、干姜辛温通行卫阳，气机畅达，郁结得消。寒湿凝阻中阳，郁结不宣，治当"辛温以理中焦之阳"，辛热温通阳气以驱浊，合辛温之品以温运脾阳，宜干姜、肉桂、附子、吴茱萸、荜茇、胡椒、花椒、草果、丁香、干姜等，方如良附丸、理中汤、厚朴温中汤等。

郁生于五脏，或五脏病者亦多兼郁，或郁久而生病，或病久而生郁。临床解除郁结多用芳香中药，概芳香轻清流动，疏泄调畅，行气活血，气血通达无阻，培补阳气，温通气机，排泄无阻，代谢有常，使郁邪结闭散开或排出。芳香行气之药多属轻清之剂，剂量不可过重。如《药品化义》提出："香能通气，能主散，能醒脾阴，能透心气，能和合五脏。"诸郁得清，脏腑清灵，病可清除，故郁证者皆可佐以芳香中药。

5. 芳香活血解郁

郁证之初在气，久则在血。芳香中药可行气活血、通利血脉。《丹溪治法·心要·翻胃》云："血郁于上，积在膈间，有碍气之升降，津液因聚而为痰、为饮，与血相搏而动。"郁证日久，气郁导致血郁，血郁痰浊互交，而生癥瘕积聚。《素问·至真要大论》曰："疏其血气，令其条达，以致和平。"宜郁金、红花、苏木、肉桂、延胡索、五灵脂、牡丹皮、川芎、当归、桃仁、玫瑰花、降真香、绿梅花、檀香、香附等，方如金铃子散、四物化郁汤。郁金有行气活血止痛之功，可宣郁通经。

（三）芳香开窍

窍为体内外物质交换之门户，头面部官窍称为上窍、清窍、阳窍，发挥视听、嗅觉、开阖毛孔等作用；前后阴称为下窍、浊窍、阴窍，主司排出水液、转运糟粕等代谢产物。自然界清气及饮食水谷经上窍摄入，体内代谢之浊气、浊液经下窍排出。人体孔窍遍布周身,循于经络,连于五脏六腑、四肢百骸,维持人体生命活动。脏窍相通,内外相连;脏腑健旺,窍道畅通;开合得宜,升降有常,排泄有序。而当今由于环境污染、工作压力、饮食无节制、睡眠不充足等因素影响,易令邪气外伤于窍、内伤于脏,导致窍病多发频发。窍疾喜用芳香,治窍应以"通"为先。芳香中药具有辛香走窜、通关开窍醒神之功,药效迅速,行气行血,通开壅滞,解经络之壅遏,启闭回苏,可治诸窍不利、神昏闭证。本病治以各窍之专开药,或通耳窍,或通鼻窍等;脑窍病传者应醒神开闭,以走窜通脑之品开窍治之;心窍病传变者以活血通络,合以芳香温通之品。

1. 芳香宣鼻窍、毛窍

六淫邪气侵犯肌表,使卫气宣发被郁,毛窍开合失司,故表证多见汗出异常、鼻塞流涕等。《类经·疾病类》曰:"涕出于鼻,肺之窍也。"芳香药物宣开鼻窍,如辛夷、苍耳子、鹅不食草、白芷、细辛等皆为肺经表药,入鼻窍,治鼻窍闭塞不通、香臭不闻。《神农本草经·百种录》言:"凡芳香之物,皆能治头目肌表之疾。"辛夷辛温走气而入肺,芳香之气通窍、通鼻塞,止鼻渊清涕,善治头面目鼻之病;白芷辛温芳香,功善解表祛风,燥湿排脓,善通鼻窍排涕。鼻疾名方苍耳子散,苍耳子与辛夷花、薄荷、白芷相伍,具有疏风祛邪、通肺窍之功,治鼻塞涕浊诸证。表证治疗时常伍味辛气香之品,其善走肌表而开毛窍、发腠理,使邪从肌表而出。外感兼鼻塞流涕者,若恶寒无汗属太阳伤寒证,用麻黄汤加白芷、辛夷;若恶风汗出属太阳中风证,以桂枝汤加白芷、辛夷。如鼻塞流涕较浓稠者可加菖蒲,以增强化湿开窍之力;若外感风兼暑湿,常用藿香正气散。芳香之品味辛,辛散而汗出,祛肌表六淫之邪,开鼻窍、毛窍等。

2. 芳香通心窍

心主血脉,藏神,统帅生命活动,心窍为心神之窍。若痰迷心窍,闭阻神机,心神不守,发为癫、狂、痫等神志失常证。芳香药物辛散走窜,流动血脉,推动血行,通心开窍。如《温病条辨》曰:"手厥阴暑温,身热不恶寒,清神不了了,时时谵语者,安宫牛黄丸主之,紫雪丹亦主之。身热不恶寒,已无手太阴证,神气欲昏,而又时时谵语……谨防内闭,故以芳香开窍、苦寒清热为急。"痰、火、浊、瘀之邪阻滞心脉,血脉闭阻不通,心悸、胸痹等证皆可用芳香药物治疗。芳香开窍药物组成的中成药,在治疗心窍闭塞证时应用十分广泛,如复方丹参滴丸、心可宁胶囊、麝香心脑通胶囊、麝香通心滴丸、活心丸、益心丸、麝香保心滴丸、冠心苏合丸、麝香心痛宁片、庆余救心丸等。

3. 芳香醒脑窍

脑为"元神之府",脑主神明偏向于思维、记忆等后天学习性神明。脑窍为脑神之窍,脑窍病概因脑气闭塞,清窍不明,神机失用;或内生邪气,阻滞经隧,窍道不利;或邪气壅甚,闭塞空窍,神明失用;或脏腑失调,或虚或实,官窍不灵;或髓海亏虚,脑窍失充甚则厥脱。脑窍病为脑窍开阖障碍,则形神俱病,引起脑病及全身变疾,临证常见神昏谵语、不省人事、痉厥动风、猝然昏厥等症。如麝香辛香温通,走窜之性甚烈,开窍通闭之功较猛;牛黄性寒凉,味苦气香,为清热解毒、豁痰开窍之良药;苏合香丸用于中风、痰厥、气厥之突然昏仆,不省人事,牙关紧闭,面色青白,苔白脉沉迟的寒闭证。

4. 芳香通下窍

通下窍者多为苦寒泻下、甘淡渗利之品。然下窍之疾,有因下焦湿盛、闭塞其下,致浊阴不出下窍或者下窍不利。因湿困下窍者当祛其湿,可酌加芳香之品,燥湿行气健脾,恢复脾升清之用。以黄芪、升麻、柴胡、石菖蒲、木香等芳香之品补气升提,开其上窍则小便自下。临证常遇小儿泄泻,寒湿外感侵袭肠胃,脾失健运,肠腑传导失司,水谷不化,清浊不分,泻下清稀者以芳香化浊治泄,如用藿香、白豆蔻、厚朴等芳香化湿止泻。芳香之性升发、上行,助脾阳得升,脾运得健,浊阴得化,湿邪得除,下窍开合得常。

芳香辛散走窜之品,因其开散不可过用,中病即止,不可久服。开窍药用麝香、冰片、苏合香、樟脑,均入丸散应用,不作煎剂。芳香走窜之品,易伤胎元,孕妇忌用;又因含有挥发性物质,故煎煮时间不宜过长。

(四) 芳香醒脾

芳香中药醒脾开胃,脾为湿困,非香弗醒。香气流入脾,化行气,使湿浊陈气开解而散,祛除困脾之水气痰饮、寒湿秽浊,恢复脾气健运,脾疏胃开,复脾运胃纳,可用于脾为湿困诸证;芳香之品性多辛温,舒胃降气温中可止呕,宣化湿浊暖脾可止泻,可用于脾胃气机失调诸证。芳香之药疏畅气机,可醒脾、启脾、健脾、悦脾,使脾胃壅遏得宣而无所苦。芳香药物行中焦正气,宣壅滞之湿浊,健脾、理脾、醒脾、暖脾,脾胃有恙者均可灵活加减用之。

1. 芳香化湿健脾

治脾先祛湿,湿去脾自安。以"香"化"浊",芳香健脾化湿,运气健脾,祛湿除邪。芳香之气善行脾气,理中州湿浊痰涎、纳运之功;芳香宣散分利水道,使湿邪去之有路。芳香中药辛温而燥,辛温可宣散脾气,发散湿邪从皮毛而去;其性燥,可祛湿化湿,运脾健脾。临床上水湿困脾之证,症见饮食不甘、纳谷不香、腹满呕恶、神疲乏力、四肢困倦、大便溏、舌苔浊垢、脉象濡缓者,常用芳香类药物如藿香,取其性辛温香燥;寒湿困脾证予芳香之品,佐以温里散寒药,如藿香半夏汤;湿热合邪证予芳香之品配以清热燥湿药,方如连朴饮;脾胃虚弱证、水湿内停予芳香之品,伍以益气健脾药,方如平胃散;外感湿秽证予芳香逐秽辟邪,方如藿香正气散。

2. 芳香行气宽中

脾以升则健,胃以降则和。若中焦升降失司,清气不升,浊气不降,津液输布不畅,痰湿壅滞。疏脾降胃,令其升降为要。芳香之品味辛走窜,流动气机,作用于脾胃,行其气滞,转其枢机,动其秸迟,舒展脾气,除脾胃之滞。如《本草纲目》曰:"中气不运,皆属于脾,故中焦气滞宜之者,脾胃喜芳香也。"临床脾胃气滞之证,症见腹胀、脘痞、呃逆、聚证、积滞、腹部或胁肋疼痛不适、舌苔厚腻、脉象弦紧者,常用药物如木香、砂仁,其气味芳香甚或浓烈,善行脾胃大肠之气滞,积滞得消,则中焦气机舒畅,脾胃运化有常。又如芳香行气之藿香、葛根、荷叶、枇杷叶,助脾胃升清,行气宽中,畅脾胃气滞,消中焦食滞,可复脾胃纳运之功。临证时,予脾胃补益剂如健脾丸、香砂六君子汤等佐芳香药物,可减甘缓壅滞脾胃之弊,补而不滞。

3. 芳香醒脾开胃

脾胃被困,非香弗醒。饮食不节,病久或药邪伤及脾胃,脾胃若伤则少食不运、口不知味。香气沁脾,解除脾困,化浊行气,健脾悦胃,醒脾悦胃,脾胃和合,脾运胃纳。临证中见纳差、不饥不纳、恶心,甚至厌恶进食,舌苔厚腻,脉濡或缓者,常用药物如砂仁,气味芳香,辛温通散,善化湿行气,为醒脾开胃之良药;藿香、佩兰合用芳香化浊,醒脾快胃,二药相伍香而不烈、温而不燥,可谓佳品。临床论治之厌食、纳呆者,若因木旺乘土、肝郁克脾致脾郁不醒,运用芳香之品,如佛手、香附调达肝气,解郁醒脾;若久病伤及胃气、谷气渐乏者,以芳香轻清醒中,如荷叶、紫苏叶、谷芽,醒脾开胃则进饮食。

4. 芳香暖脾温中

脾胃喜温而恶寒。寒温失调,过食生冷,直伤脾胃,邪气携胃气厥逆而上则呕;或寒凝气滞,滞于中焦,不通则痛;或寒湿不化,清气下陷,则生飧泄。芳香温燥之性温中和胃,辛香之气达脾化湿行滞,枢纽之机得复。临证见寒湿泄泻、寒客呕逆、脘腹疼痛、冷痛不适、口淡不渴、手足不温、畏寒喜暖、大便稀溏、舌淡苔白、脉沉迟者,常用药物如肉桂、吴茱萸、小茴香、丁香、花椒等芳香之品,此类药物味辛热、气芳香,故其温通之力较强,可治疗阴寒痼结、脘腹疼痛等症。临床治疗小儿腹痛、呕吐、积滞、泄泻等寒湿困阻脾胃,常伍以豆蔻、草果、苏梗、砂仁、佛手之品,取其芳香暖脾温中之用。如呕吐者佐生姜芳香浓烈,性辛散,少煎即可香气扑鼻,为"止呕之圣药";泄泻者佐藿香,借芳香之气除外感不正之邪气,治内伤饮食、霍乱吐泻;寒客中焦、呃逆者佐沉香安呕逆之气,治吐泻及顽固性呃逆;腹痛者佐白豆蔻、肉豆蔻,性辛温,温脾胃,散寒结,治吐利、泄泻和腹痛。

现代药理研究证实,芳香类中药具有促使人体免疫球蛋白的产生,提高人体抵抗力、平衡自主神经功能,提高抗病原微生物能力,提高脑内药物浓度等作用,主要经"鼻-脑通道""肺泡-循环系统-脑通路"及"透皮吸收"等途径发挥作用。但芳香药物辛温香燥,易伤阴耗气,耗血伤津,暂服无碍,久服亦有伤,临证应用当知其禁忌。

二、自然法治自然身

养身之道,以应自然,运用自然之法启动、激发、恢复、重建机体自身调节能力,以达和谐共生。佑儿之道应自然平阴阳,慎服药养形神,适寒暑应四时,和喜怒安居处,节阴阳调刚柔。小儿禀阴阳五行之气,以生脏腑百骸,如草之芽、水之沤,其元真未盛,脏腑功能不全,佑儿之道更应顺自然、宜饮食、适劳逸、调情志、避邪气、治未病、慎服药、重康复、三因施养。明代万全在《育婴家秘》中提出"育婴四法"学说,即"预养以培其元,胎养以保其真,蓐养以防其变,鞠养以慎其疾",较早地提出了生命全周期健康养生观,提出优生、优育、优教观念,对儿童身心健康及疾病预防保健有重要临床指导意义。中医药与时俱进,打破传统的框架,不仅要继承和传承古人的智慧,同时还要利用现代技术,创新和发展新的治疗技术。药施于窍,通过孔窍而作用于相关脏腑,再由脏腑之间的联络而作用于全身,产生迅速而良好的生理效应。针对儿童用药依从性差的特点,采用经鼻吸入、经皮给药及经体表腧穴等方式运用中医芳香疗法,达到防治疾病的目的。

(一)"育婴四法"现代应用

1. 预养调元

预养调元,孕前男女双方应保养、调养身体,培养自己的元真之气,使之处于阴阳气血旺盛时,才能孕育出健康后代。孕前准备主要包括以下三个方面。

其一:适龄结婚,择配有道。《素问·上古天真论》指出:"二七而天癸至,任脉通,太冲脉盛,月事以时下,故有子……二八肾气盛,天癸至,精气溢泻,阴阳和,故能有子。"禀赋坚实、肾气充盛、精血调畅是顺利受孕并孕育健康胎儿的基础,生育年龄要适宜,适婚年龄应是男女气血最旺盛之时,过早过晚都不利于优生优育。孕前需注重体检,排除先天性疾患影响。

其二:调畅情志,滋养精血。夫妇在孕前均应调畅情志,滋养精血。男子重在清心寡欲,戒烟,戒酒,不熬夜,以保养精气。女子重在平心定气保养血气,节欲并保养精血,调畅情志,保持心理健康,避免精神压力或焦虑。

其三:正确调养,勿盲目使用补益之药。孕前调理并非大补,需辨证施治,男子不可误服辛燥之剂,女子不可多服辛热之药,否则易致胎儿遗患。

2. 胎养保真

胎养者,即保胎之道也。保胎之道,以保其真,即通过养胎、护胎、胎教等方式来保护、护养胎儿真元之气,从而孕育健康的胎儿。因子在母腹中,故胎养的关键在于母亲,主要包括以下五个方面。

其一:情志和畅,志趣高雅。此时为生命萌生之初,孕母要注重养心,调畅情志,勿有情志之伤,并且自身还要有高雅的情趣,注意品德、学识、审美等言行方面的修养,可多观看一些亲近美好、贤德之物。

其二:居处安静,环境适宜。孕妇居住的处所、环境影响胎儿。《妇人大全良方》中提到怀胎期间应"无处湿冷,无着炙衣""不为力事,寝必安静",应保证孕妇有良好的起居环境,室必净、居必燥、寝必安。

其三:饮食均衡,有所宜忌。妊娠期间饮食要有所宜忌,清淡、富有营养,勿食寒凉辛臊之品,无大饥,无甚饱。

其四:运动适宜,不妄作劳。怀孕期间不可懒惰,适度运动,使全身气血流通,血脉充和舒畅,利于生产,但不能太过劳累,要量体而行,勿登高、越险、举重。

其五:避免外感,慎用药物。增强体质,正气存内,以抗外邪,减少生病的机会。怀孕期间如不慎生病后,用药需谨慎,勿伤元气,秉持病去母安、胎亦无损的用药原则。

3. 蓐养护产

蓐养者,即护产之法也,帮助孕妇顺利生产以及产后婴孩护养,即现代妊娠后期、产褥期及新生儿期的保健之法。此期需注重新生儿期的保健,主要包括以下四个方面。

其一:拭口之法。出生后应拭净新生儿口中恶物,清除干净,洗浴身上的秽浊之物。若不乘胎儿娩出之际拭去口中浊物,一旦啼哭咽入身体中,易患多种疾病,中医常用金银花、桔梗、甘草煎汁,拭其口中令净。

其二:浴儿之法。洗澡前后应注意保暖,水温要合适,否则容易令儿惊惕,导致五脏疾病。洗浴时轻轻擦拭小儿体表,不要将小儿没入水中,以免浸湿脐部;臀部要经常清洗,并保持皮肤清洁干燥,可以用紫草膏治疗和预防红臀。

其三:护儿之法。新生儿对外界温度变化适应能力差,过冷和过热都容易生病,故衣着要适宜,衣物柔软、宽松,容易穿换,既要凉爽,又要护腹。

其四:哺儿之法。在母乳充足的前提下提倡母乳喂养,婴儿可获益,亦能促进母亲产后康复。

4. 鞠养育婴

鞠养者,即育婴之教也,指婴幼儿、学龄前期、学龄期等各个阶段的儿童保健。鞠养之观主要包括以下四个方面。

其一:适其寒温。小儿衣着要和季节气温相适应,不宜过暖,出生后应出屋外数见风日,应以薄衣,但令背暖;腹为阴,背为阳,而且背部均是脏腑俞募之穴,故常要暖和,不可以暴露在外;头为诸阳之会,头要凉,不可缠裹。此即要背暖、肚暖、足暖、头凉、心胸凉。

其二:节其饮食。小儿饮食应有度,并加以节制,不能使之饥饱无常。小儿饮食不知自节,故父母需要对其饮食摄入予以约束,尤其是在社会发展、生活富裕、物品丰富的现代环境中,并不是不吃饮食让其饥饿之意。

其三:乳母调节。婴儿的疾病多与乳母的饮食、情志及哺乳时的状态等有关,故乳母应节饮食、调情志。小儿赖乳以养之,乳汁是母亲饮食后所化生的津液,乳母当清淡饮食,肥甘、辛热及生冷性寒之品应节制,否则易造成乳儿的各种寒热疾病;在小儿啼哭正盛之时不宜哺乳,如果强行哺乳易导致吐泻、痞满之疾;大醉、大怒之后均不宜喂哺。

其四:教养之法。应注重小儿早期的语言、行为习惯、德行礼仪等方面的教养之法。在语言发育过程中,倡导要教给小儿"正言",粗俗之语勿言;礼仪德行方面,教导小儿基本的餐桌礼仪,在具备独立进食能力后,在餐桌上要培养其恭敬礼仪的习惯,不能养成亵渎怠慢的陋习;在基本的生活礼仪方面,培养小儿尊老爱幼的德行,不能有谍嫚之行;和他人交流,应诚实,不能欺骗他人;家中有宾客来往,要有基本的迎送拜揖的礼仪,不能躲避不见。

(二) 药食同源护儿康

食药结合,辨证施食。《素问·脏气法时论》中所言:"毒药攻邪,五谷为养,五果为助,五畜为益,五菜为充。气味合而服之,以补益精气。"

食物有"四性",即寒、热、温、凉,通常分为温热、寒凉及平性,温热食物具有温中、助阳、散寒、活血、通脉之功,适于体质虚寒或冬令时节食用,如葱、辣椒、花椒、羊肉、牛肉、桂圆等;寒凉食物具有清热、解毒、泻火、滋阴、生津之功,适于体质偏热者或暑天食用,如苦瓜、绿豆、萝卜、梨、猪肉等;平性食物作用缓和,应用范围较广,如土豆、山药、莲子、鸡蛋等。食物有"五味",即酸(涩)、苦、甘(淡)、辛、咸。酸味收敛固涩、生津止渴,可用于虚汗、久泻久痢、遗精遗尿等,如乌梅、山楂、柠檬等;苦味清热燥湿、泻下降逆,适合热性体质或热性病证,如苦瓜、莲子心等;甘味补虚和中、缓急止痛,适用于脾胃虚弱、气血不足等病证,如大枣、糯米等;辛味散寒、行气、活血,可用于感冒、气滞、血瘀、痰阻等病证,如生姜、辣椒、花椒、草果等;咸味软坚、散结、润下,可用于包块、便秘等,如海带、紫菜等。

如绿豆味甘、性寒,有清热解毒、解暑利尿之功,用绿豆煮水,煮开15分钟后倒出绿豆汁饮用,继续加水至绿豆煮熟,可食用绿豆粥,有清化湿热之功,可用于暑热烦渴、湿疹、口疮、疮疡痈肿等病症。

花椒味辛、性热,有温中止痛、杀虫止痒、解毒止痛之功,内服既可作为调味品,除食物腥膻之气;可泡水驱蛔虫,口含花椒止牙痛;红糖花椒水可回乳;外用可驱虫,用于谷物、中药的储存;花椒同艾叶煮水泡脚可祛湿散寒,用于四肢冰凉、痛经等;花椒、艾绒等药粉碎成末后外敷神阙穴,也可调治虚寒病证;煎水外洗患处,可用于脚癣、神经性皮炎等皮肤疾病;花椒油外涂患处,可解毒润肤,用于急性湿疹。

紫苏叶味辛、性温,功能解表散寒、行气和胃,既可调味,又可解鱼蟹毒,煎水内服或外洗,还可用于风寒感冒。

薄荷味辛、性凉,有疏散风热、清利头目、利咽透疹之功,薄荷煮水可用于风热感冒;薄荷汁滴鼻,或干薄荷煮水,棉球蘸汁塞鼻可用于鼻出血;鲜薄荷叶捣烂外敷或煎汤外洗可用于皮肤瘙痒。

(三) 内外合治

小儿脏腑娇嫩,肌肤薄弱,打针怕疼、吃药怕苦,外治药物易达到治疗部位,比成人更易获得效果;小儿心智未全,内服中药较成人困难,外治法不用吃药、不用打针,故依从性良好;小儿疾病中,如黄疸、湿疹、发热、咳嗽、厌食、痄证、腹泻、腹痛、斜颈等,应用中医外治疗法具独到效果;若能配合内服中药,可增强疗效,缩短病程。

1. 中药熏洗法

与口服药物相比,中药熏洗法更为简单且容易被小儿接受,特别是对于那些不愿意或不能口服药物的患儿,中药熏洗法显得尤为有用。用药液先熏蒸后淋洗、浸泡全身或局部患处,通过促进皮肤血液循环,具有调和气血、温经活络、祛除病邪的作用。在内服汤药的同时嘱家长将煎药后的药渣再煎取汁,年幼儿兑水洗澡、年长儿兑水浴足,既节约资源,又协同增效,并且简单易行。若抗拒服药者,直接予中药煎水外洗,如婴儿黄疸者,予退黄方(茵陈、金钱草、垂盆草、虎杖、柴胡各20g,大黄10g)以利湿退黄;湿疹者,予土白散(土茯苓、白鲜皮、地肤子、炒地榆、蛇床子、徐长卿各 20 g,紫荆皮、苦参、紫草各 10 g)以祛风利湿止痒;感冒者,予柴藿散(柴胡、藿香、青蒿各 30 g,艾叶 20 g)以解表邪;瘾疹者,予土榆散(土茯苓、地榆、地肤子各 20 g,紫草、苦参、白鲜皮、夏枯草各 15 g)以凉血散结、祛风止痒;汗证者,予桑叶 15 g,滑石、钩藤、首乌藤、浮小麦各 20 g 以止汗。

2. 穴位敷贴疗法

穴位敷贴疗法是将药末贴于穴位,通过药物和腧穴的共同作用以防治疾病的一种外治疗法,常用于小儿咳嗽、哮喘、便秘、泄泻、遗尿等病症或用于保健,如三伏贴、三九贴。除临床常规使用中药粉末敷贴外,还可使用中成药制剂,如外感风寒、内伤湿滞或暑湿感冒出现呕吐、泄泻等症,用藿香正气水或十滴水滴于神阙可迅速缓解症状。

3. 滚蛋疗法

滚蛋疗法是指用新鲜或煮熟的禽蛋在身体上的相关穴位、部位来回滚动,以起到治疗疾病、判断病情、养生保健作用的一种特色外治法,常用于治疗腹痛腹泻、感冒发热,湿疹、荨麻疹、新生儿黄疸等病症。将鲜蛋用清水煮熟后去壳,徒手或用纱布、手绢包紧,趁热在腹部皮肤表面反复快速滚动热熨。手法可以直线来回滚动,也可以顺时针或逆时针画圈,均匀用力,操作时间以 5～10 分钟为宜,直至皮肤红晕,微微汗出为度。鸡蛋恢复至常温后,可在温水中加热后循环使用,治疗小儿慢性腹泻和腹痛。

4. 头针合耳穴压豆疗法

头针法是利用针具刺激头皮部位特定区域来治疗疾病的一种外治方法,又称头皮针法,在治疗脑源性疾病方面具有独特的疗效;耳穴压豆法是采用王不留行籽或油菜籽或莱菔子等作为压丸,作用于耳部穴位,达到疏通经络、防病治病的目的。临证常两法合用治疗抽动障碍、注意力缺陷多动障碍、抑郁症等疾病。如抽动障碍可取额中线、顶颞前斜线、枕下旁线、顶中线,加心、肝、肾、神门、交感、皮质下等耳穴;注意力缺陷多动障碍取顶颞前斜线、额中线、顶中线、顶旁 1 线、顶旁 2 线、颞前线,加心、肝、肾、皮质下、肾上腺、交感等耳穴;抑郁症可取额中线、顶颞前斜线(下 2/5)、枕下旁线、顶中线,加心、神门、皮质下等耳穴,同时还可配合音乐、芳香疗法等进行联合治疗。

5. 小儿推拿

小儿推拿有平衡阴阳、调理脏腑、扶正祛邪、防病保健之效,临证可用于治疗小儿泄泻、呕吐、厌食、疳证、腹痛、便秘、脱肛、感冒、咳嗽、发热、哮喘、遗尿、惊风、夜啼、抽动障碍、肌性斜颈、佝偻病等以及防病保健。一些简单易行的推拿手法,家长可居家操作,如厌食、积滞,施以补脾经、揉板门、运内八卦、捏脊;便秘者,施以清大肠、运水入土、推下七节骨、摩腹;遗尿者,上推箕门、推上七节骨。此外,临床常予沪上儿科名医董廷瑶所创"按火丁"法治疗小儿急性呕吐、溢乳等症,此乃以吐治吐,振奋胃气,调畅脾胃气机以降逆止呕。操作方法:洗净双手常规消毒后,伸出右手示指,令患儿张大嘴或用压舌板配合,操作者轻弯示指呈弓状伸入患儿舌根部,以指头按压于"火丁"(现代解剖位置是会厌软骨部位)。

6. 中医芳香疗法

可用苍艾舒醒棒、苍艾精油贴缓解焦虑抑郁状态;将芳香中药制成香囊或服器(如背心、护膝、枕头等)佩戴在身,具有芳香辟秽、扶正祛邪之效,常用于疫病、感冒、鼻衄、蚊虫叮咬等多种疾病的预防和辅助治疗;运用膏摩法,在人体体表及经络或穴位上施以各种手法,辅以芳香物质进行按摩治疗,达到强身健体和治疗疾病的目的。临证可选用合适的精油进行推拿按摩,利用精油高渗透性、代谢快、不滞留、毒性小等特点,可以拓宽推拿的治疗范围,且芳香精油大多具有芳香走窜、疏理气机的作用,故可提高临床疗效。

7. 放血疗法

放血疗法是运用针刺工具刺破络脉或穴位,放出少量的血液,以达到防治疾病目的的一种外治方法。小儿发热取耳尖放血;咽痛取少商、商阳穴点刺放血;厌食取四缝穴点刺放血。

三、治咳三期九法论

肺主皮毛,开窍于鼻,因小儿肺常不足,腠理孔窍相对稀疏,故外邪易从肌肤孔窍、鼻腔进入体内,影响肺气宣发肃降,肺气上逆作咳。临证中根据病程及临床表现将咳嗽分为三期,施用九法治疗而获效,三期即初期、极期和后期,九法即疏风宣肺、利咽宣肺、清燥宣肺、涤痰清肺、泻肺化痰、宣肺利湿、导滞化痰、养阴润肺、补肺健脾。

(一) 初期

初期即咳嗽初起,此时外邪从皮肤孔窍、口鼻侵入人体,正气抗邪于肌表,阻遏卫气的宣发、温煦功能,可见恶寒发热;肺主皮毛,皮毛受邪,鼻咽受累,则出现喷嚏、鼻塞、流涕等症状;肺气失宣表现为咳嗽阵作,肺主通调水道,肺脏受邪,通调水道功能失司,津液代谢失常,停聚于肺化为痰液。病在表,具有起病急、病位浅、病程短的特点。治疗当以解表宣肺为主,不可轻易使用寒凉药及滋阴药,以防闭门留寇,导致病情迁延不愈,常用银翘散或麻杏类方,如麻杏止嗽、麻杏泻白散等方,常用药物有麻黄、杏仁、酒黄芩、桑白皮、地骨皮、荆芥、桔梗、前胡、白前、紫菀、百部、刺蒺藜等,若汗多或寒象不明显者,去麻黄加桑叶,常用疏风宣肺、利咽宣肺、清燥润肺三法。

疏风宣肺:风为百病之长,小儿肺常不足,卫外不固,腠理疏松,易受风邪侵袭,邪从口鼻而入,首先伤肺,肺主皮毛,主表,风邪袭表犯肺,肺失宣肃以致咳嗽。临床常见症状:咽痒即咳,咯痰不爽,鼻塞流清涕或浊涕,喷嚏,发热或恶风寒,舌红苔薄,咽红或不红。临床常以麻杏止嗽散为基础方加减,若发热心烦者加淡豆豉、焦栀子;鼻塞流浊涕加桑叶、连翘、薄荷、鱼腥草;鼻塞流清涕而恶风怕冷者,加麻黄、苏叶、白芷、葛根;咽喉不利、疼痛声哑者,加牛蒡子、射干、蝉蜕;咯痰黄稠加天花粉、天竺黄。

利咽宣肺:小儿为纯阳之体,病多热证;风为百病之长,常兼夹他邪合而犯体,风热之邪侵袭肺卫,或风寒之邪入而化热,风热之邪常壅塞于咽部,发为喉痹;咽喉为肺之门户,手太阴肺经上连咽喉,咽部受邪,经气不利,咽部反射刺激可以导致咳嗽频作。临床常见症状:咳嗽频频,咳剧呕,咽痛声哑,痰不多,鼻塞流浊涕,身热、面红目赤,舌红苔薄黄,咽红或喉核红肿化脓。临床常以银翘散为基础方加减,若里热已盛者去荆芥、淡豆豉,加石膏、知母、黄芩;喉核红肿化脓者加马勃、射干;口渴明显者加天花粉、芦根;大便干结者加瓜蒌仁、郁李仁、枳实、厚朴。

清燥润肺:此法多用于春季及秋季气候干燥之时,燥邪最易伤津犯肺,导致干咳,夜间咳甚,甚至鼻干舌燥、鼻衄等。临床常见症状:咳嗽,午后及夜间尤剧,咳声短促或嘶哑,干咳无痰或痰少质黏,身热,鼻燥咽干,咯血或涕中带血,唇干红,舌红苔薄白少津,咽红。临床常以桑杏泻白汤为基础方加减,若鼻流浊涕加薄荷、鱼腥草;口渴甚加芦根、天花粉;目赤加菊花、木贼、刺蒺藜;便秘加生地、麦冬、玄参、玉竹;咯血或衄血加白茅根、仙鹤草。

(二) 极期

极期咳嗽较为剧烈,咳嗽时间一般为 2 周左右,提示小儿在患病初期未及时治疗或用药不当,表证未解,病邪入里。小儿为"纯阳之体",感邪易化热,此期热多寒少,邪热稽留,灼津为痰,阻于气道,而产生剧烈咳嗽,喉中痰鸣;痰热困遏肌表,出现发热;肺与大肠相表里,肺气肃降功能失常,出现大便秘结。病变在上、在气者,应该以清肺、清气分热为主,辅以降气化痰。常用麻杏泻白二陈、麻杏泻白三仁等方,常用药物:麻黄、杏仁、炒黄芩、桑白皮、地骨皮、前胡、白前、法半夏、陈皮、茯苓、薏苡仁、冬瓜子等,常用涤痰清肺、泻肺化痰、宣肺利湿、导痰化滞四法。

涤痰清肺:此法常用于肺热炽盛,炼液成痰,闭阻气道导致的痰热咳嗽。临床症见:发热,咳嗽频作,日夜均咳,痰多色黄质黏,咯吐不爽,甚则喘息气粗,喉中痰鸣,口渴,便秘尿黄,年幼儿烦哭不宁,舌质红,苔薄黄或黄腻。以麻杏泻白二陈汤为基础方常可收效甚佳,若口渴甚者加知母、天花粉;咳喘痰多者加葶苈子、莱菔子;痰稠难咯加海蛤粉、天竺黄;便秘加郁李仁、枳实、大黄。

泻肺化痰:此法常用于肺中伏火,肺气上逆所致咳嗽。临床症见:咳剧,咳逆气急甚则遗溺,皮肤蒸热、日晡尤甚,痰难咯,痰中带血,口干,舌红苔黄,咽红。常以麻杏泻白散为基础方,若痰中带血者加仙鹤草、白茅根;口渴甚者加天花粉、芦根;咳逆气急者加青黛、海蛤粉;呕吐加竹茹、芦根。

宣肺利湿:小儿"脾常不足",加之现今小儿贪凉饮冷,嗜食肥甘厚腻,以致脾更虚而运化失职,则内湿恒生,湿邪久居;若风热入里或风寒入里化热,则热与湿相合,湿热之邪蕴肺,湿阻气机,肺气不利,发为咳嗽。临床症见:身热不扬,晨起咳剧,痰稠而多,胸闷腹胀,纳呆困倦,大便黏腻不爽,尿黄,舌质红,苔黄厚腻。湿邪宜宣化,常以自拟麻杏泻白三仁汤为基础方,三仁汤中杏仁、白豆蔻、薏苡仁,有宣上、畅中、渗下之功,且麻黄亦有宣化湿气之功,湿化则气机利,咳嗽则止。若咳喘痰多加葶苈子、莱菔子、白芥子;胸闷加枳壳、瓜蒌皮;恶心欲呕加藿香、苏梗、法半夏;纳呆加莱菔子、神曲、炒麦芽。

导痰化滞:小儿脾常不足,加之乳食不知自节,易伤于乳食而积滞内生,积久化热,蕴湿成痰,痰浊上壅,气逆不顺而致咳嗽痰多。若不除食积,其咳不愈或愈而再发,故当消积止咳,化痰理气。临床症见:五更咳甚,喉中有痰声,食甜加剧,不思乳食,嗳腐吞酸,胸膈痞满,手足心热,眠欠安,喜俯卧,苔厚腻。多以麻杏泻白合保和丸为基础方,腹胀甚者加厚朴、枳壳;大便稀,次数增多者,去瓜蒌,加苍术、车前子;大便秘结者加槟榔;食积发热者加青蒿、银柴胡、炒黄芩。

(三)后期

后期咳嗽病程较长,一般半月有余,且咳嗽易于反复。肺喜润恶燥,小儿在热病后期,耗伤阴液,以肺阴亏虚最为明显,肺失滋润,清肃失司,气逆于上则干咳;阴虚内热可见潮热盗汗;虚热内生,炼津为痰,则见痰少而黏;此外小儿肺脾常不足,加之久病耗伤肺气,肺气亏虚,宗气生成减少,故见少气懒言;劳则耗气,出现稍动则汗出不已。咳嗽后期治疗以滋肺阴、生肺气、固脾胃为主。常用沙参麦冬汤、异功散,常用养阴润肺、补肺健脾二法。

养阴润肺:热邪则易伤阴耗气,若咳嗽反复,病程久,多为肺阴被伤,症见:久咳不愈,夜咳明显,干咳或痰中带血,手足心热,午后潮热,舌红少苔。常以沙参麦冬汤为基础方,若低热加地骨皮、青蒿、白薇;痰中带血加仙鹤草、白茅根;痰少难咯加天花粉、天竺黄;久咳无痰者加五味子、诃子、仙鹤草敛肺止咳;汗多者加浮小麦敛汗生津。

补肺健脾:小儿本有"肺常不足"的生理特点,久咳易伤肺耗气,致肺虚;脾为肺之母,故常用培土生金之法,症见:咳嗽日久,反复不已,咳声无力,痰液清稀易咳,面色白,体虚多汗易感,舌淡苔薄白。方用异功散加减,若咳嗽加剧,去太子参、白术,加百部、白前;体虚多汗易感加黄芪、防风、浮小麦;食少纳呆加焦山楂、神曲;大便秘结加枳实、槟榔。

所论治咳九法,清泻者多,温补者少,这与小儿的疾病特点密切相关。盖小儿为纯阳之体,所患热病最多。且临床发现,小儿咳嗽,纵有因风寒起病,但为时甚短,终会热化,故所选方药大多为辛凉或温凉并用。由于小儿为稚阴稚阳之体,有发病容易、传变迅速的特点,故临证还须灵活变通,推陈致新,方收良效。

四、理气利窍治厌食

小儿厌食症是以脾胃功能失调为核心,口不和则不知五谷味,鼻窍塞则不闻香臭,窍不通则不知食,脾胃纳运与体窍密切相关,厌食者多伴有鼻渊、鼻鼽、慢乳蛾、腺样体肥大、便秘等体窍不通症,且病理因素以湿邪为主,故笔者在临证时多治以醒脾化湿、利气通窍。

(一) 口和则知五谷味

"脾气通于口,脾和则口能知五谷"(《灵枢·脉度》),脾开窍于口,口腔具有接纳饮食、辨别五味、主司味觉的功能。脾气健运,则口知谷味,知饥纳谷,食而知味。脾失健运,湿浊内生,则可因食欲不振、口中黏腻不爽、口淡无味或口疮、鹅口疮等病所致味觉异常,而饮食无味或食之不下导致厌食。此外,脾在液为涎,涎为脾精所化,且受脾阳的调控而不溢出口外,涎可以保护和润泽口腔,在咀嚼食物时,涎液可助消化。生理情况下,口中涎液分泌正常,润滑口腔,味觉正常,则食欲自可。病理情况下,涎量异常会影响进食。症见食欲不振,食量减少,口中黏腻不爽,口淡无味,脘腹胀闷,大便黏腻不爽,苔腻等属脾失健运,口窍不利者,治以芳香醒脾通口窍,常用临床效验方香苓开胃方加减治疗,常用药物有藿香、茯苓、炒白扁豆、白术、苍术、薏苡仁、鸡内金、炒麦芽、连翘、栀子等药。因口疮、鹅口疮等口腔疾病致厌食者,常用清热泻脾散、导赤散、泻黄散等清心泻脾之法治疗原发病。

（二）鼻通可闻食香臭

"肺气通于鼻，肺和则鼻能知臭香矣"（《灵枢·脉度》），鼻为呼吸之气出入的通道，职司嗅觉。若鼻窍通利则呼吸畅而嗅觉灵敏；若七情内郁、六淫外感、饮食不慎等致鼻窍壅塞，则呼吸不利，嗅觉失常，而不闻香臭。如因感冒、鼻渊、鼻鼽、鼻窒、鼻衄等病致清涕、浊脓、衄血、疮疡、息肉蕴积于鼻，清道壅塞而不能闻及食物之香臭，可导致食欲不振、食量减少。寒则温之，热则清之，塞则通之，壅则散之，故临床常用藿香苇茎汤、苍耳子散等方治疗本病，以藿香、苍耳子、辛夷、白芷、路路通、通草、细辛、川芎、葱白、薄荷、鱼腥草等轻清芳香药物，使鼻窍通利而香臭可闻也。

（三）咽喉利则水谷之道通

咽喉不利则水谷之道不通。《灵枢·忧恚无言》言"咽喉者，水谷之道也。喉咙者，气之所以上下者也"，咽喉是经脉循行交汇之处，也是呼吸饮食之门户，乃水谷之道路也。若因各种内外因素致咽喉肿痛、窒塞不通，或状如肉脔，吐之不出，咽之不下，如乳蛾、喉痹、腺样体肥大等会致饮食不畅或吞咽不利。临床常选用藿香苇茎汤、甘露消毒丹、自拟消蛾方等随证治之，常用药物有藿香、桔梗、薏苡仁、冬瓜仁、丝瓜络、皂角刺、牡蛎、重楼、连翘、蒲公英、夏枯草、天花粉、牛蒡子、玄参、浙贝母、射干等。

（四）舌和则知五谷味

舌不和则不知五味。《灵枢·脉度》曰"心气通于舌，心和则舌能知五味矣"，舌者，心之窍，脾之外候，有感受味觉、搅拌食物、协助吞咽等功能。心主血脉，心之气血通过经脉上荣于舌，使之发挥鉴别五味的作用。此外，舌为脾之外候，舌居口中思味觉，舌上之苔乃由胃气熏蒸水谷之气上承于舌面所致，舌上的轮状乳头、叶状乳头与味觉密切相关。肾在液为唾，是因口中唾液是由肾精上注舌窍而成。现代研究显示，唾液淀粉酶活性是反映消化吸收功能的重要指标，其中厌食症患儿的唾液淀粉酶活性普遍较低。若心、脾二脏不和，或外感六淫、内伤情志饮食等致舌肿、舌衄、舌疮等症，使舌失其正常功能而致厌食。实则泻之，虚则补之，常选用泻黄散、导赤散、补中益气汤、六味地黄丸等方治之。

（五）谷道通则肠腑畅

魄门不利则水谷久藏。肾在窍为二阴，二阴即前阴和后阴。后阴，即肛门，又称魄门、谷道，具有排泄粪便的功能。《素问·五脏别论》言"魄门亦为五脏使，水谷不得久藏"，粪便的排泄与脾气运化、大肠传导、肝气疏泄、肾气的推动有密切关系，大肠将水谷中的糟粕、矢气下行至魄门排出体外而推陈致新。若小儿饮食失调、情志失和或燥热内结、气亏血少等则会引起肠腑传导失常导致便秘，糟粕内停，通降失常而影响全身脏腑气机。脾胃为气机升降之枢纽，故又以影响脾胃气机为主，脾胃失和，进而导致厌食。临床厌食常与便秘并见，症见纳呆、不思乳食、腹痛腹胀、或恶心呕吐、口臭、睡眠不安、大便秘结不通、苔腻等。此类厌食当先通大便，常选用麻子仁丸、润肠丸、承气汤类方剂，常用药物有火麻仁、郁李仁、瓜蒌仁、枳实、厚朴、玄参、牛蒡子、大黄等。肠腑通畅，有助于脾胃气机升降的恢复，则饮食可如常矣。

小儿厌食症为临床常见疾病，病因病机复杂，常伴见其他疾病，临床应重视病证结合，抓住疾病本质，对因治疗，方能取得良效。

五、调畅气机息风动

脏腑气机失调是儿童抽动障碍的病理基础，其病位主要在肝，与脾、肺、心、肾密切相关，病理因素主要责之于风、痰、火，病机为肝亢风动。临证时将脏腑与病理因素相结合，遵《素问·至真要大论》"高者抑之，下者举之，有余折之，不足补之"气机升降原则，以调和脏腑气机为主要治则，使上焦心肺之气肃降与下焦之肝肾之气上升，以及中焦脾胃之升降相顺应，使人体气机调畅有序，抽动自止。

（一）肺降肝升，金润木达

肺主一身之气，其居上焦，气以下降为顺；肝为风木之脏，体阴而用阳，其主动主升。小儿肺常不足，腠理薄弱，易感受六淫邪气使肺气伤，肺金虚则宣肃失职而风木失其所制，然风为百病之长，且为阳邪，易上扰头面，邪从阳化热生风，即内外相引，木亢风动发为抽动。病在肺者，以头面部症状为主，常表现为挤眉眨眼、点头摇头、耸鼻、咧嘴等，抽动部位变化多端，游走不定，舌淡红，苔薄白，脉浮数，常伴有外感症状或每于感冒后症状加重。用轻清之剂使肺气调，方选桑菊银翘散加减，即辛凉轻剂桑菊饮合辛凉平剂银翘散，常用药物如桑叶、菊花、金银花、连翘、桔梗、杏仁、枇杷叶等。煎煮时间宜短，应在饭后服药，以使药达病所而发挥治疗作用。

肝为风木之脏，体阴而用阳，其主动主升，在声为呼，其变动为握，若情志失调，或其余脏腑气机不畅，使肝失疏泄，气机不畅，气郁化火；或感受外邪，从阳化热，热引肝风，风动则见抽动诸症。小儿肝常有余，加之现代儿童学习压力大等各种因素易致情志失调而影响肝之气机。症见摇头耸肩，眨眼皱眉，抽动频繁有力，喉中怪声,声音高亢,性急易怒,便干尿黄,舌红苔黄,脉弦数等,症状每于所愿不遂、家长责罚打骂等情况致情志失调时加重。属肝亢风动者,方选天麻钩藤饮加减;伴见口苦口干、目赤胁痛、舌红苔黄腻等肝胆湿热证者,加黄芩、龙胆草,或选用四妙丸、龙胆泻肝汤、青龙止动汤。

(二) 脾升胃降,调和枢纽

脾胃协调,清阳得升,浊阴得降,脏腑安和。小儿脾常不足,加之饮食不节,或外邪内犯,或病后失养,致脾胃虚弱,气机失调,土虚木乘而肝亢风动;或脾胃虚弱,健运失职,水液输布障碍而聚液成痰,或平素喜辛辣炙煿之品,脾胃积热内阻,脾失运化,胃失和降,水谷不化,反聚生痰,痰蕴化火,引动肝风,则发为抽动。病在中焦脾胃者,常表现为脾虚为本,肝亢为标,遵吴鞠通"治中焦如衡,非平不安"的治疗原则,治以和解内调,平其亢厉,使归于平。见抽动时发时止,时轻时重,腹部抽动,形瘦性急,食欲欠佳,夜卧不安等症者辨为脾虚肝旺证,方选青龙止动方以扶土抑木、调和肝脾,常用药物:青阳参、龙胆草、银柴胡、白芍、天麻、钩藤、石菖蒲、山土瓜、伸筋草等;见抽动频繁有力,喉中痰鸣,秽语频出,胸闷不舒,烦躁易怒,舌红苔黄腻,脉滑数者属痰热内扰证,方选柴芍温胆汤以清热化痰、息风止抽,常用药物有柴胡、白芍、陈皮、半夏、茯苓、竹茹、枳壳等;痰郁甚者,加天竺黄、胆南星;见面部、肢体抽动,伴口干口臭,脘腹痞满,大便秘结,小便黄赤,舌红,苔黄腻者为脾胃积热证,方选泻黄散以清脾泻热、息风止动,常用药物有藿香、焦栀子、防风、生石膏、枳实、厚朴,如夹湿者,加薏苡仁、冬瓜仁、滑石、车前子等清热利湿,或选用甘露消毒丹。

(三) 心肾相交,水火既济

心居上焦,主藏神,主火属阳,心火宜降,以温肾水使肾水不寒;肾居下焦,主藏精,主水属阴,肾水宜升,上济心阴,使心火不亢。小儿心常有余,心主神明,若心理失和,或情志失调,五志化火,或素体热盛,喜食辛辣炙煿之品,助热生火,易致心火亢盛,心火易与肝风相煽,故见抽动诸症。病在心者,常伴注意力不集中、烦躁多动、心烦不宁、眠差多梦,小便短赤,舌尖红,脉浮数。方选导赤散加减,常用药物如生地黄、淡竹叶、通草、栀子等。小儿体禀纯阳,所患热病最多,热病伤阴,肾者主水,久则肾水下亏,水不涵木,肝亢风动而见抽动诸症;因"肾藏志",肾志不足,在肢体则表现为动作调控力差,而出现难以自制的肌肉抽动或发声抽动。临床症见:病程较长,抽动无力,喉中发声,夜尿频,舌红少苔,脉细数。因肾阴亏损抽在下焦者,遵吴鞠通"治下焦如权,非重不沉"的治疗原则,须以厚味滋养或介类镇潜以滋水涵木、柔肝息风,方选杞菊地黄丸加减。常用药物有枸杞子、菊花、生地黄、山药、山茱萸、茯苓、泽泻、丹皮、龙骨、牡蛎、龟甲、鳖甲等。或先天不足，真阴亏虚，肾阴不足，不能上济于心，则心火亢盛，热极生风表现为抽动、心烦不安、失眠多梦等心肾不交证，治以交通心肾，常选用柴胡加龙骨牡蛎汤合交泰丸。常用药物有柴胡、黄芩、半夏、茯苓、龙骨、牡蛎、炒黄连等。

抽动发生与五脏气机密切相关，应顺其脏腑气机升降，患儿配合者可采用针灸治疗。此外，抽动障碍的发病与生活习惯、情绪紧密相连，故在采取药物治疗的同时，还需提醒家长应注意患儿的精神调护，避免精神刺激；培养小儿良好的生活习惯，如少吃辛辣刺激之物，少玩电子产品，适当锻炼，增强体质，从相关发病因素干预，以防止诱发或加重病情。

第二节

用药特色

一、喜用对药，善用滇药

（一）对药

1. 退热

• 藿香、柴胡（解热化湿）

【应用】发热、胃肠型感冒，证属湿热郁蒸者。症见高热，发热不退，往来寒热，身热不扬，不思饮食，困倦思睡，呕吐或泄泻，舌质红苔白腻或黄腻。

【辨析】湿热之邪困阻脾胃，湿热郁蒸，郁久发热，多伴见不思饮食，困倦思睡，呕吐或泄泻。藿香气浓味薄，芳香能助中州清气，胜湿辟秽，为暑湿时令要药；柴胡走少阳，和解退热。二者合用和解退热之力强，共奏化湿、和肠胃、止呕、止吐之功。

• 青蒿、白薇（清热透表）

【应用】邪入营分之阴虚发热证。素体阴亏，或热病日久，耗伤阴液，或误用、过用温燥药物，导致阴津损伤，水不制火，虚火内炽，邪热留居阴分，出现午后或夜间发热。症见身热经久不退，午后热盛或夜热早凉，五心烦热，夜卧不安，盗汗，咽干口渴，舌质红绛无苔或少津，脉细数。

【辨析】体内阴津亏虚，不能制约偏亢之阳，故见发热，且多为夜间发热或低热，或自觉发热。白薇味苦咸，性寒，苦咸入血分，清解血分郁热，既能清实热，又能退虚热；青蒿味苦辛，性寒，苦寒清热，辛香透达，清透内伏之邪热。二者合用，使邪热从阴分透出阳分，而虚热自退。

2. 止咳

• 通草、鱼腥草、芦根（利湿通肺）

【应用】湿热型咳嗽。症见咳声重浊，咯黄稠痰，鼻塞，流浊涕、舌红、苔腻等。

【辨析】肺为水之上源,上源壅滞不通,则生咳嗽、鼻涕;当开其下源,泻之壅塞,则咳嗽可止、鼻涕可去。通草通窍利水;鱼腥草清热利湿,两药均轻而浮,治上焦湿热,正如吴鞠通所言"治上焦如羽,非轻不举";芦根清热生津、化痰止咳。三药合用可达宣肺气、通鼻窍、祛湿浊之效。

- 薏苡仁、杏仁、冬瓜仁(利水除湿)

【应用】咳嗽、肺痈、腺样体肥大、扁桃体肿大等,证属湿热蕴肺者。症见咳嗽,痰鸣,涕流不止,鼻塞,夜间打鼾,苔腻等。

【辨析】肺通调水道,脾主运化水液,湿邪停滞,津液代谢失常,与肺脾关系密切。该组对药寓三仁汤之义,湿邪可汗解、可下解。杏仁止咳平喘、润肠通便;薏苡仁健脾渗湿以绝生湿之源;冬瓜仁利水道、破溃脓血。三药合用可达宣肺气、除脾湿、利水道之效。

- 苏子、葶苈子(泻肺平喘)

【应用】哮喘、支气管肺炎、支气管炎等痰壅者。症见咳嗽声重,喘促,痰多,听诊常闻及肺部哮鸣音,或湿啰音。

【辨析】肺气上逆,肃降无权,喘促上逆;肺为水之上源,水液代谢失常,上源壅滞不通,则留饮于胸,该对药归膀胱经,开其下源,使壅滞之上源得通,利水化痰。合用可达泻肺、平喘、利水、化痰之效。

- 前胡、白前(降气化痰)

【应用】咳嗽初起,无论寒热,但咳不甚,证属肺气不宣者。症见有痰或无痰,流清涕,鼻塞等症。

【辨析】肺初受邪气,肺失宣降,则见咳嗽,但咳不甚,肺开窍于鼻,故而见流清涕、鼻塞等症。前胡润肺降气化痰;白前祛痰降气。二者合用则降气止咳之力强,且二药均有辛散之性,可散在表风邪,助肺气宣降,无论风寒风热咳嗽均可用之。

- 蜜紫菀、蜜百部、仙鹤草(润肺止咳)

【应用】久咳不止肺气虚者。症见久咳,甚则数月不止,喉中少痰或干咳,咳时无力,咽痒者。

【辨析】久咳之人,耗损肺气,肺虚,则咳嗽无力,排痰之力减弱,当补气化痰止咳。蜜紫菀治积年咳嗽、肺虚久咳;蜜百部疗咳嗽上气;仙鹤草补虚扶正、敛肺镇咳。久咳之患儿,常以仙鹤草入方,仙鹤草补五脏之虚,且无化热化燥之弊。三药合用可达敛肺补虚、化痰止咳之效。

- 蝉蜕、木蝴蝶(祛风解痉)

【应用】过敏性咳嗽、风咳、干咳少痰者。症见咳不甚,或咽痒即咳,或运动即咳,或状若咳嗽变异性哮喘。

【辨析】风咳之病,首要祛风,虫药祛风之力甚;蝉蜕透疹利咽、祛风解痉;木蝴蝶轻散理气,取蝴蝶善动之性。二者合用,祛风止痒力强。风咳之病,润肺利咽,两药均质轻,上浮于肺喉,合用以增强祛风解痉止咳之力。提醒:蝉蜕含大量蛋白质,使用前应询问患儿是否有蛋白质过敏史。若有,则慎用或禁用蝉蜕。

- **五味子、诃子(纳气平喘)**

【应用】慢性哮喘、久咳、咽痒、肺气不敛者。症见咳嗽,阵发性剧烈咳嗽,咽痒即咳,运动性咳嗽等。

【辨析】久嗽不愈、肺张叶举,肺气浮散,导致阵发性咳嗽、咽痒,气短喘息,身倦无力,面色少华等症。二药为个人经验方百诃清金方之组成,五味子味酸咸,其皮味甘,其核辛苦,五味俱全,收敛肺气,并能益肾纳气;诃子酸涩,敛肺、下气、化痰。二药合用,补肺气、敛肺气、纳肾气,尤适用于久嗽不愈,肺张叶举,肺气浮散者。

- **旋覆花、代赭石(降气镇咳)**

【应用】咳嗽剧烈、眩晕、呃逆恶心,甚或呕吐,证属肝气犯胃者。

【辨析】胃中浊气不降,则肺气不利,清阳不升,加之情志、饮食、劳累等使痰、气、瘀互结于食管,使胃气下降受阻,浊气上逆,肝气过盛致胃气上逆,肝肺升降失调则引起咳嗽。旋覆花苦辛咸温,性主降,善下气消痰、降逆止噫;代赭石平肝潜阳,重坠降逆以止呃,下气消痰以和胃。二药配伍可重镇浮逆之气,升降同调,疏肝和胃,止咳化痰之效力彰。

3. 利咽

- **青黛、马勃(清热利咽)**

【应用】咽喉肿痛、急性扁桃体化脓,证属风热者。症见咽喉红肿疼痛。

【辨析】热邪入里,循经上攻,热毒搏结于喉,则喉核红肿疼痛,当治以清热解毒、消肿利咽之法。青黛"其味咸寒,主一切热毒疮肿";马勃既能宣散肺经风热,又能清泻肺经实火,为治咽喉肿痛之要药。二药伍用,则清热毒、利咽喉之效显著。

- **丝瓜络、薏苡仁(通络散结)**

【应用】小儿鼾症、腺样体肥大、扁桃体肿大,证属痰热瘀结者。

【辨析】小儿感邪易从热化火,久病成瘀,则见局部气血运行不畅,气滞血瘀,加之脾胃运化失常,则痰湿内生,痰、热、瘀相互搏结,上攻鼻咽而造成腺样体、扁桃体肿胀肥大,继而发为鼾症。丝瓜络体轻通利,药力平和,活血通络;薏苡仁淡渗甘补,利水渗湿健脾,清热解毒散结。两药配伍,则化浊、通络、散结之效倍增。

4. 通窍

• 藿香、白芷（除湿通窍）

【应用】鼻炎，急慢性均可用之。症见鼻塞、鼻涕、鼻窍不通、香臭不闻、喷嚏、鼻痒，或伴有头昏、头重、头痛等。

【辨析】外感风寒伤肺，从鼻而入，肺气通于鼻，肺气不宣，鼻窍不通。藿香入肺则宣肺气；白芷通窍止痛、消肿排脓。二者合用，辛香温散，解表通窍。藿香、白芷芳香理脾，助胃气、开胃口、进饮食，鼻塞不通致纳差者亦可用之。

• 石菖蒲、路路通（通络开窍）

【应用】慢性鼻炎，证属痰瘀阻络者。症见鼻塞、浊涕、头晕、头痛等。

【辨析】慢性鼻炎者，壅塞日久致病邪入络，血行不畅，脉络瘀滞。鼻窍"以通为顺"，石菖蒲气味芳香，辛温行散之力较强，为宣气通窍之佳品，可以宣化湿浊、化浊通窍、活血行气；路路通祛风通络、行气活血、利水除湿。二药相用，开窍之力强，善疏通窍道，兼醒脑窍，开耳窍，临证久病、窍道不通者皆可用之。

5. 散结

• 皂角刺、路路通、丝瓜络（通络散结）

【应用】鼻炎、慢性扁桃体肿大、腺样体肥大等痰壅不通者。症见鼻塞不通，鼻涕，张口呼吸，扁桃体、腺样体肥大等。

【辨析】鼻窍不通者，病久入络，邪阻于络脉，瘀堵孔窍，病位日渐入里，出现病理损害表型，难以速愈。丝瓜络通经活络、解毒消肿；路路通祛风通络、利水除湿；皂角刺软坚散结、活血化瘀。三者合用，开窍、疏通络脉之效彰。

• 夏枯草、皂角刺、赤芍（散结化瘀）

【应用】腺样体肥大、扁桃体肥大、坏死性淋巴结炎等，证属痰瘀互结者。症见鼻塞，流涕，闭塞性鼻音，打鼾等。

【辨析】腺体反复受到慢性刺激，痰瘀互结日久，导致病理性增生，反复难愈。气血易理，痰邪难除，瘀久者蕴热，予消痰散结兼凉血化瘀，防热盛。夏枯草清肺热肝热、散郁结；皂角刺通络化痰、消肿散结；赤芍清热凉血、散结。三者合用，清热化痰、散结消瘀力专。

• 威灵仙、土茯苓（通络除湿）

【应用】腺样体肥大，扁桃体化脓、肿大，证属毒瘀互结者。症见鼻塞、打鼾等症状。

【辨析】《黄帝内经太素·卷第八》和《类经·七卷·经络类二》言"喉咙上孔名颃颡"和"颃颡，咽颡也"，扁桃体、腺样体归属中医"颃颡"，咽喉则是呼吸和饮食的要道,与五脏关系密切,为经脉循行交汇之处,在十二经脉中,除手厥阴心包经和足太阳膀胱经间接通于咽喉外,其余经脉皆直接通达。威灵仙有通十二经络之功;湿则停痰;土茯苓解毒、除湿、利关节。二药合用有通经络、活血除湿毒之功效。

6. 止痛

• 公丁香、延胡索(散寒止痛)

【应用】各类功能性痛症、肠系膜淋巴结肿大等,证属寒凝气滞。症见腹痛、胃痛、痛经等。

【辨析】《黄帝内经》曰"痛则不通",寒性收引,寒凝血脉,受寒易致胃痛、腹痛等,加之贪凉喜饮,故夏季发病者居多。临证腹痛者应除外急腹症等感染性疾病。丁香温中散寒;延胡索行气止痛。二者合用以增强止痛之力。

• 佛手、香橼(理气止痛)

【应用】胸胁胀痛、腹痛、胃痛,证属肝郁气滞、痰饮内停者。症见胸胁胀痛、腹痛、胃脘痛、消化不良等,彩超结果未见明显异常者。

【辨析】肝气郁结,气滞不通,导致胸胁胀痛、腹痛、胃痛等,或者气机阻滞,津液不行,故痰饮生。两药归肝、肺经,佛手理气和中,舒肝解郁,气清香而不烈,性温和而不峻;香橼皮疏肝理气,又能和胃宽中、行气止痛。二药合用,具有疏肝、理气、止痛之功。

• 甘松/威灵仙、延胡索

【应用】胃痛、腹痛、少腹痛等,肠系膜淋巴结肿大,证属寒凝气滞者。症见腹部刺痛、绞痛或阵发性疼痛,得温痛减,纳呆。

【辨析】辛温可散寒,气机阻滞则当通、当疏。甘松温而不热,甘而不滞,香而不燥,善疏畅气机;延胡索辛散温通。二者配伍对寒凝气机阻滞所致腹痛甚佳。威灵仙味辛、咸,善通经络,经络阻滞得温则通,威灵仙、延胡索配伍对气机阻滞所致腹痛甚佳。

7. 止呕

• 藿香、苏梗(芳香化浊)

【应用】呕吐、泄泻、呃逆,证属寒湿阻滞者。症见恶心,呕吐,泄泻,舌苔白腻。

【辨析】脾喜燥恶湿,其气主升、主运化;胃为阳腑,喜润恶燥,其气主降、主收纳,为气机升降、水液代谢之中枢。寒湿困阻中焦,影响脾胃升降,清气不升,浊气不降。治中焦当遵吴鞠通之"治中焦如衡,非平不安"。藿香、紫苏梗二药配伍,共奏辛温散湿、芳香化浊、行气和胃之功。

• 砂仁、豆蔻(芳香化湿)

【应用】功能性消化不良,证属脾虚湿困者。症见脘腹胀满,不思饮食,呕吐泄泻,大便黏腻,舌质淡,苔白腻。

【辨析】湿为阴邪，易伤脾胃，阻滞气机运行，导致纳差、恶心、腹胀、泄泻等，治以芳香化湿理脾。砂仁辛温行气、化湿开胃；豆蔻开胃消食、温中下气。两药合用以达芳香醒脾、化湿行气、助脾胃纳运之效。

8. 止痒

• 首乌藤、刺蒺藜（祛风止痒）

【应用】湿疹、荨麻疹后期，证属血虚风燥者。症见皮肤干燥，或呈苔藓样变，夜间瘙痒明显，皮损处颜色变暗，或色素沉着等。

【辨析】湿疹、荨麻疹后期，久病多虚，因血虚风燥致营血不足，血虚生风，肌肤失养，导致皮肤瘙痒、干燥、脱屑等。首乌藤祛风通络、养血安神，尤适用于湿疹夜间瘙痒重不得眠者；白蒺藜滋补肝肾，兼散风邪逐瘀、搜肝风止痒。二者合用，养血止痒力强，尤擅长治遍身瘙痒者。

• 荆芥、防风（祛风止痒）

【应用】各类风疹瘙痒、湿疹、荨麻疹等，证属风邪犯表者。症见皮肤瘙痒、红斑、丘疹，反复发作。

【辨析】盖"治风先治血，血行风自灭"也。风毒之邪侵袭人体，与湿热相搏，内不得疏泄，外不能透达，郁于肌肤腠理之间而生风疹、湿疹，风盛则痒。荆芥祛风解表，性温而不燥；防风微温，甘峻不缓，为"风药中润剂"。两药合用可祛外风、止瘙痒、发散血分郁热。

9. 通便

• 火麻仁、郁李仁、杏仁（降气润肠）

【应用】功能性便秘，证属肠燥津亏者。症见大便干结，甚数日不解，平素挑食，舌略红，苔黄燥。

【辨析】小儿乳食不知自节，如不喜饮水、不喜吃肉、不喜吃蔬菜者，以致内生燥热，因滞而燥，因燥伤津加重滞，肠道失润。火麻仁润燥通便，又有益血之功；郁李仁体润滑降，具缓泻之功；杏仁润肺降气，提壶揭盖，助推腑气。三药合用，润肠养血、降气通便之效强。

• 当归、肉苁蓉（温阳通便）

【应用】小儿便秘，证属脾肾阳虚者。症见大便干结，四肢不温，甚数日不便。

【辨析】小儿"脾常不足，肾常虚"，若过食冰饮、寒性食物，致其中阳受损，伤及肾阳，无以温煦中焦，肠道蠕动之力不足，糟粕停滞而发便秘，治以温阳润下。当归滑肠、养血通便；肉苁蓉补肾阳、益精血、润肠道。二者合用则肾阳得温，胃肠得健，大便自通。

10. 固肾

• **金樱子、菟丝子、覆盆子（固肾止遗）**

【应用】肾病，遗尿、遗精、尿频、蛋白尿，证属肾气不固者。症见夜间尿多，尿后余沥不尽，小便清长，泡沫尿，手足偏冷，怕冷等。

【辨析】肾气虚弱，气化功能失调，以致膀胱开合失常，小便排出异常及蛋白尿等。当培补肾气、缩泉止遗。金樱子固精涩肠、缩尿止泻；菟丝子凝正阳之气，治肾气虚损、真阳不固；覆盆子益肾脏、缩小便。

• **通草、车前草、金钱草（清热利湿）**

【应用】淋证、黄疸、湿疹，证属湿热内蕴者。症见皮肤阳黄，皮损渗黄色水液，舌苔黄腻，小便黄。

【辨析】吴鞠通言："徒清热则湿不去，徒祛湿则热愈炽。"通草清热利尿，其性中空，虽通利但不伤阴；车前草入肺经，可清热渗湿、化痰止咳，功效与车前子相似，但清热之力甚于车前子；金钱草清热解毒。三者配伍，共奏清热利湿之功。

11. 清泄

• **荷叶、余甘子、决明子（清热泄浊）**

【应用】高尿酸血症、高脂血症、代谢紊乱，证属湿热内蕴者。症见肥胖或不胖，身重不适，口苦、口干，尿黄，便干等。

【辨析】过食肥甘厚味、甜食，缺乏运动，导致脏腑功能不调，津液运化失司而致水液内停，酿湿生浊，湿又化热，导致油脂分泌旺盛。荷叶升清降浊，《医林纂要》中记载"荷叶，多入肝分，平热、去湿，以行清气，以青入肝也。苦涩之味，实以泻心肝而清金固水，故能去瘀、保精、除妄热、平气血也"；余甘子性寒、凉，味甘、酸，清热凉血、生津止渴、利尿消肿；决明子清肝、利水、降脂。三药合用，共奏清热、利湿、泄浊之效。

• **金钱草、海金沙、鸡内金（清热通淋）**

【应用】热淋、石淋，证属湿热下注者。症见小便点滴而出，排尿疼痛。

【辨析】金钱草和海金沙善清膀胱湿热，利尿通淋，善排结石，止尿道疼痛；鸡内金化坚消石以通淋，《医学衷中参西录》载"无论脏腑何处有积，鸡内金皆能消之……中有瓷石，铜，铁皆能消化"。"三金"合用，清热除湿、排石通淋之效大增。

12. 解毒

• **夏枯草、重楼、白花蛇舌草（清热活血散结）**

【应用】腺样体肥大，风湿免疫性疾病初期（幼年特发性关节炎、血管炎），证属邪毒炽盛者。症见瘢痕体质，手足关节疼痛，血管炎等。

【辨析】夏枯草清肝热、散结；重楼疗疮毒痈疽，主治一切无名肿毒；白花蛇舌草清热解毒、消痈。三者合用,清热解毒、活血消肿力强。

- **蜂房、紫草(清热凉血)**

【应用】口疮、牙龈炎等,证属风热、胃热上攻者。症见口腔溃疡,牙龈红肿、疼痛,舌质红,苔薄黄等。

【辨析】阳明胃经起于鼻翼旁(迎香穴)……入上齿中,还出,挟口两旁,环绕嘴唇,为多气多血之经,故治胃热当清热凉血。《本草纲目》谓蜂房"味甘,平,有毒……阳明药也"。外科、齿科及他病用之,亦皆取其以毒攻毒、兼杀虫之功耳;紫草入肝经血分,甘寒能清热解毒,咸寒可凉血活血、消肿。二药合用,清热凉血解毒之效强。

13. 止抽

- **钩藤、首乌藤、桑枝(养血平肝)**

【应用】多发性抽动症等,证属肝风内动者。症见四肢抽动,头面部、颈肩、躯干及四肢肌肉不自主、快速收缩运动。

【辨析】风性主动,肝主筋,肝藏血,血不濡筋则四肢抽动,治则养血平肝,息风通络。钩藤息风止痉、清热平肝;桑枝祛风除湿、通络利关节;首乌藤为何首乌之藤,有养血之功,亦有藤类药通络祛风之效。三药合用,养血祛风、通络平肝,治肢体抽动力强。

- **石菖蒲、茯神、远志(宁心止动)**

【应用】小儿多发性抽动症、多动症、注意力不集中等神经系统疾病,证属心神不宁者。症见摇头,多动,容易分心、健忘、注意力不集中,头痛等。

【辨析】心为君主之官,心失守舍,则多动、易忘,故而当宁心安神。《重庆堂随笔》曰"石菖蒲舒心气,畅心神,怡心情,益心志,妙药也";《别录》曰远志"定心气,止惊悸";《药性论》曰茯神"主惊痫,安神定志,补劳乏,主心下急痛坚满人虚而小肠不利"。三药合用,以达调畅心神、宁心止动之功。

- **银柴胡、白芍(柔肝息风)**

【应用】抽动症、厌食等与肝脾不调相关的疾病,尤适用于脾虚肝亢型。症见眨眼,咧嘴,四肢、腹部抽动,出现清嗓子、发声等怪声,性急易怒,夜卧不安,注意力不集中,纳差,厌食等。

【辨析】肝亢则生风,风性善动,肝有余则乘脾,小儿脾常不足,若饮食无节制,嗜食肥甘伤脾,或素体脾虚,更易伤脾,脾主肌肉,脾虚则气血精液不能濡养,水谷精微无以运化,土虚木亢,虚风内动。银柴胡退热而不苦泄,理阴而不升腾,既可柔肝、平肝,还能清虚热、消疳热;白芍养血敛阴,平抑肝阳,两药合用共显柔肝息风之力。

● 辛夷花、刺蒺藜（宣肺通窍）

【应用】鼻炎、抽动皱鼻，证属风寒犯肺者。症见吸鼻，搐鼻，鼻塞不通等。

【辨析】外感邪气是引发小儿抽动的主要外因，肺金受邪，肝木不受制约，肝风内动，从而引发抽动。若小儿反复外感，呼吸道长期受炎症刺激而日久不愈，则致肺窍气机不畅，引起头面五官异动。治宜疏风宣肺、通鼻开窍。刺蒺藜苦降辛散、祛风通络；辛夷祛风通窍。

● 威灵仙、伸筋草（通络止抽）

【应用】肝肾阴亏型抽动障碍。症见四肢、颈部、腹部抽动。

【辨析】肾虚则木失滋养而肆意亢为，致阴虚风动。威灵仙通经络、止拘挛，现代药理研究发现威灵仙注射液能松弛胃肠平滑肌；伸筋草苦燥温通、舒筋活血通络。两药合用共奏通络、息风、定抽之功。

● 青葙子、木贼、密蒙花（祛风清肝明目）

【应用】面部抽动，目赤肿痛，证属肝火上炎或生风者。症见挤眉、眨眼或翻白眼。

【辨析】《小儿药证直诀》云："凡病或新或久，皆引肝风，风动而上于头目，目属肝，肝风入于目，上下左右如风吹，不轻不重，儿不能任，故目连扎也。"青葙子泻肝明目；木贼平肝疏肺、解肌散风；密蒙花润肝明目，三药皆入肝经，合用则平肝息风、清肝明目之力强。

14. 不寐

● 肉苁蓉、巴戟天、黄连（交通心肾）

【应用】失眠、睡眠障碍、心悸等，证属心肾不交者。症见心烦不寐，入睡困难，心悸多梦，腰膝酸软，潮热盗汗，五心烦热，咽干少津。

【辨析】徐春甫《古今医统大全》言："有因肾水不足，真阴不升，而心阳独亢，亦不得眠。"心居上焦，属火，为阳；肾居下焦，属水，为阴，心肾阴阳失调，水火不济，心火独亢于上，肾阴过寒于下则引发失眠。肉苁蓉、巴戟天辛热，入少阴肾经，暖水脏，不使其润下；黄连苦寒，入少阴心经，降心火，不使其炎上。寒热并用，水火既济，寓交泰丸之意。

15. 遗尿

● 麻黄、石菖蒲（醒神开窍）

【应用】小儿遗尿症、梦魇，证属肾气不足、心肾不交者。症见夜寐不易醒，多梦，尿床。

【辨析】《活幼心书·五淋》言"遗溺者，乃心肾传送失度"，小儿遗尿症多辨证

031

为肾气不足、肺脾气虚等,夜间睡眠较深、不易唤醒辨证为心肾不交,当交通心肾、醒神开窍。麻黄宣降肺气、开腠理、透营卫,现代药理研究证实麻黄碱有兴奋中枢神经系统的功效,故以醒脑开窍;石菖蒲开窍醒神、宁神益智。二者伍用以醒脑开窍、交通心肾、开窍醒神、醒而止遗。

16. 调和脾胃

• 桃仁、桂枝(顺气通瘀)

【应用】厌食,厌久有瘀者。症见体质虚弱,平时多病,厌食、病久不已,气虚不能行血,则血行瘀缓。

【辨析】厌食日久,久病多瘀,气血生化乏源,既有饮食积滞,又有脾失健运。患儿消既不宜,补又不受,可用桃仁活血化瘀行滞,气血运行自如则脾健胃和;桂枝调其阴阳、合其营卫,以畅达脾胃气机。

• 益智仁、石菖蒲(补肾醒脾)

【应用】肾虚型小儿厌食。症见食欲不振,厌食,面色萎黄,阳气不足,生长发育滞后。

【辨析】脾主运化水谷精微,肾主封藏精气,以命门之火助生脾土,小儿五脏俱虚,肾虚为重,肾虚则火不生土,厌食日久必虚,久病及肾。益智仁温补肾元,乃肾经之补剂;石菖蒲醒脾通窍,两药合用以充实肾精,又能助脾运胃纳。

17. 止汗

• 桑叶、浮小麦(止汗固表)

【应用】各类汗证,寒热虚实皆可用。症见汗多,自汗,盗汗,易感冒等。

【辨析】汗证为腠理不固,津液外泄,《本草经疏》言"桑叶,甘所以益血,寒所以凉血,甘寒相合,故下气而益阴,是以能主阴虚寒热及因内热出汗"。桑叶质轻,能轻宣肺气,味甘苦,入肝能清降心火,又能凉肝息风,加之气味芳香,善行肌表,能引他药入腠理肌表而增强止汗之功;浮小麦甘凉入心经,能益心气、敛心液,轻浮走表,能实腠理、固皮毛。二药合用则养心敛液、固表止汗之效倍增。

• 酒萸肉、芡实(收敛止汗)

【应用】阴虚盗汗。症见睡时汗出,醒后汗止。

【辨析】小儿新陈代谢旺盛,神经系统发育尚不健全,调节功能也欠完整,所以当孩子睡熟后有时出汗现象,为正常现象。若阴虚不固,夜间汗出多者,重在养阴收涩。山茱萸味酸涩,有收敛固脱之效,《本草经疏》载"山茱萸气温而主补,味酸而主敛,故精气益而阴强也";芡实可培补脾肾,为补脾肾之要药,汗出则精不固,当以培补先后天之精气。二者相伍以补虚止汗、收敛固脱。若有碱性磷酸酶升高者,应

及时补充维生素 D_3 或补钙。

18. 调理脾胃

• **苍术、白术、莪术（健脾、运脾、消积）**

【应用】厌食、纳差、消化功能不良、肥胖，证属脾胃不运者。症见长期食欲不振，脾胃虚弱，消化不良，食少吐泻，体倦无力等。

【辨析】脾虚不运，纳运不行，则消化不良，食欲不振，痰湿内生，则恶心呕吐、胸脘满闷；湿气下注，水走肠间则肠鸣、泄泻。白术健脾、益气、助运；苍术运脾、燥湿、祛痰；莪术行气、活血、消积，炒用效增。三术合用以芳香理脾，健运共施，消补同用，气血皆理。

19. 性早熟

• **麦芽、柴胡（疏肝理气、疏肝健胃）**

【应用】性早熟、乳房早发育，证属肝气郁结者。症见乳房早发育，乳核肿大，压之疼痛，伴胸闷不舒或乳房胀痛，嗳气叹息，舌质红，苔黄，脉弦细数。

【辨析】肝藏血，主疏泄，小儿肝常有余，若肝失条达，郁结不通，致乳核发育早至。《医学衷中参西录》言"麦芽为谷之萌芽，生用之柔顺肝木之性使不抑郁"；柴胡辛香苦泄，使肝气条达。二药合用以疏肝理气，解郁散结。

• **橘核、荔枝核（疏肝散结）**

【应用】性早熟、癥瘕、疝癖、疝气阴核肿大，证属肝气郁滞者。症见乳房、睾丸发育，卵巢囊肿，腹股沟疝气，以及腺样体肥大等。

【辨析】依据经络理论，足厥阴肝经起于从大趾背毫毛部（大敦）……属肝，络胆……循喉咙之后，上入颃颡，足厥阴肝经上膈，布胸胁绕乳头而行。乳房早发育、腺样体肥大等疾病，为足厥阴肝经循行处瘀滞。橘核、荔枝核擅长治疗"痰核"，橘核专行肝气、消肿散毒；荔枝核入厥阴，行散滞气，二者合用以行气散结、疏肝理气，佐以止痛。

• **泽兰、泽泻（滋阴泻火）**

【应用】性早熟，证属阴虚火旺者。症见颧红潮热，盗汗，五心烦热，舌质红，苔少，脉细数。

【辨析】肾为"先天之本"，肾气盛则促进生长发育、生殖功能。若湿热流注下焦，引起肾中虚火妄动，相火偏亢，天癸早至。泽兰利水泻湿保阴，肾阴不虚则肾阳不亢；泽泻性寒，滋阴润燥，既能清膀胱之热，又能泄肾经之相火。二药伍用共奏泻肾中虚火之效。

• **龙胆草、紫草（疏肝泻火）**

【应用】性早熟，证属肝郁化火者。症见乳房发育，面部痤疮，阴道有分泌物，

033

舌红,苔黄,脉弦细数。

【辨析】肝郁化火,引动相火,"天癸"早至,肝经郁阻,湿热熏蒸于上或流注于下。《本草正》:"龙胆草,乃足厥阴,少阳之正药,大能泻火,但引以佐使,则诸火皆治。"龙胆草苦寒沉降,善清下焦湿热,专泄肝胆实火;紫草入肝经血分,清热凉血。两药配伍疏肝泻火之效甚佳。

(二) 滇药

• **蓝花参、山土瓜**

【应用】小儿多发性抽动症,慢性腹泻,疳证,小儿夜啼不寐,佝偻病初期,证属脾虚者。

【辨析】《滇南本草》记载蓝花参,甘入脾、苦入心,性平,益气健脾止汗;山土瓜平肝健脾祛湿,两药合用共奏平肝清心、健脾助运之效。

• **青阳参、龙胆草**

【应用】小儿多发性抽动症,证属脾虚肝旺者。症见眨眼,耸肩,皱鼻,歪嘴,喉中怪声等。

【辨析】青阳参为滇南民族药材,具有祛风解痉之效,常用于治疗小儿惊风、癫痫等疾病,其效显著;龙胆草为大苦大寒之品,可直折肝之实火。两药配伍,有寒温并用、抑木扶土之功。

• **蓝花参、马蹄香**

【应用】泄泻、久泻、轮状病毒性肠炎,证属脾虚不运者。

【辨析】《滇南本草》记载蓝花参味甘,微苦,性平,入心、脾二经,具有补虚损、止自汗、盗汗,除虚热之功。马蹄香善健脾、燥湿、止泻,和蓝花参相配可辅治小儿泄泻病程较长者。治疗轮状病毒肠炎可单用马蹄香。

• **鹅不食草**

【应用】鼻塞重者,无论新病、久病皆可用之。

【辨析】祛风又能升肺气入鼻,冲开阻滞,治鼻塞不通、鼻窦不适、流涕等,为治鼻炎要药,有"通天窍"之称。

• **臭参**

【应用】便秘。

【辨析】臭参为滇产之党参,具有补中顺气、通经活血、助运消积之功效,可与猪肉、排骨等炖食,作为便秘的药膳治疗。

• **臭灵丹**

【应用】上呼吸道感染、流行性感冒、扁桃体炎、口腔炎,证属外感风热者。

【辨析】臭灵丹清热解毒,活血,去痰止咳。《滇南本草》载臭灵丹"治风热积毒,脏腑不和……痈疽,疮疔,疥癞,血风癣疮……一切风热毒疮,服之良效"。

● 荠菜

【应用】小儿夜卧不安、烦躁、咳嗽、性怪,证属心肺有热者。

【辨析】《滇南本草》记载荠菜味微辛、苦,性平,善清心肺热、消痰、止咳嗽,可除小肠经邪热,利小便。

● 野拔子

【应用】感冒发热、头痛、烂疮、痢疾、咳血、外伤出血、风湿等。

【辨析】彝族传统药物。野拔子味辛性凉,无毒,归肺、胃经,有清热解表、消食化积、凉血止血的功效。

● 蜘蛛香

【应用】脘腹胀痛、食积不化、腹泻痢疾、风湿痹痛、腰膝酸软、失眠等。

【辨析】蜘蛛香最初以"马蹄香"之名载于《滇南本草》,其形似蜘蛛,而气味芳香,故而得名。蜘蛛香之名始载于《本草纲目》,"辛,温,无毒;辟瘴疫,中恶",有理气止痛、消食止泻、祛风除湿、镇惊安神之效。

● 金荞麦

【应用】小儿肺热咳嗽,症见乳蛾肿痛,疳积消瘦,腹胀食少等。

【辨析】《本草纲目拾遗》载金荞麦"治喉闭,喉风喉毒"。金荞麦凉以清热,辛以散结,有解毒消痈、排脓祛瘀、利咽消肿之效,尚有健脾消食之功。

二、相体裁药,健胃矫味

● 豆蔻

【应用】脾胃不和所致呕吐、泄泻等症。

【辨析】在使用青黛、黄连、栀子等药味时,因其味苦,患儿不宜服用,故常常辅以甘、淡之豆蔻作为矫味之药。

● 芦根

【应用】咳嗽,咳声重,痰鸣响,苔白腻,为湿邪所致,或干咳,阴虚咳嗽。

【辨析】湿邪咳嗽,当利湿宣肺,常以千金苇茎汤作为基础方,可以甘、淡之芦根代替苇茎。肺为水之上源,当上源壅塞满溢,法当开源,取芦根中空之性,利湿下行,邪从小便而去,芦根矫味同时清泻肺热之火,亦可生津止渴、止咳,利湿而不伤阴。

035

- **山楂、麦芽**

【应用】婴儿乳积，口臭，大便酸臭，甚或有奶瓣，舌苔厚腻。

【辨析】中焦积滞，当通以消滞，因婴儿脏腑薄弱，药不可过消、过猛、过重，故而以两药配伍为楂麦饮，少量频服，口感良好，以防婴儿拒药，常获良效。

- **罗汉果**

【应用】百日咳、慢性气管炎、咽喉炎、便秘等。

【辨析】罗汉果性凉，味甘，归肺、大肠经，具有清肺利咽、化痰止咳、润肠通便的功效，其口感良好，婴儿易接受。

三、攻药猛药，当用则用

- **大黄、厚朴**

【应用】阳明腑实证。症见高热久羁不下，咳嗽喘促，肤热，或便秘，或腹痛，舌黄苔厚腻，脉沉实。

【辨析】大黄能荡涤胃肠实热，泻下攻积；厚朴行气燥湿、降逆平喘。两药配伍共奏导滞通腑、降气平喘之功。如小承气汤、厚朴三物汤等著名的方剂，临床上但见该类证候即用，不必拘于阳明腑实所见之症。如在治疗肺炎喘嗽时，遇高热伴喘促者，大便几日不行，常选此药对，以釜底抽薪，通腑泄热，肺与大肠相表里，上宣降肺气，下通泻肠气。

- **乌梢蛇、全蝎**

【应用】风胜之病，如顽固性瘙痒、湿疹、抽动症等病。

【辨析】《外台秘要》曰："风为百病之长，邪贼之根，一切众病，悉因风而起也。"风胜则病，病久邪深，常规治疗效果欠佳时，可选乌梢蛇、全蝎配伍。乌梢蛇其性走窜，善通四肢筋络，入肝祛风以定惊搐；全蝎辛平有毒，既平息肝风，又搜风通络，两药合用息风止痉力强。虫类中药虽效专力猛，但多具毒性，小儿脏腑娇嫩，故临床应用多以"祛邪而不伤正，效捷而不猛悍"为原则，以免损伤正气。又因其含动物异种蛋白，临证当谨慎施用，应详细询问患者过敏史，从小剂量开始，嘱煎煮时适当延长时间，并加入防风、白鲜皮抑制免疫反应。

- **山慈菇、重楼**

【应用】痰瘀互结型小儿腺样体肥大。症见打鼾，甚或夜间睡眠呼吸暂停，扁桃体肿大等。

【辨析】小儿腺样体肥大是"阳化气"不及、"阴成形"太过而致的局部病理表现，阳气不足，推动无力，血行不畅可为瘀血；阳气不足，气化失司，津液失于输布而聚湿成痰；痰湿内阻，亦可致瘀，聚于鼻咽，使脉络受阻，肌膜受灼。痰瘀贯穿该病始终，故活血化瘀、软坚散结为治疗第一要义。山慈菇味辛能散，解毒散结消肿之功力专，近年来广泛地用于癥瘕积聚和肿瘤诸证；重楼清热解毒、消肿止痛、化瘀止血，两药配伍可软坚散结、活血化瘀。因重楼有小毒，不可久服，且注意剂量不可过大，见腺样体有缩小之势后，则以夏枯草代玄参、浙贝母等。

● 桃仁、杏仁

【应用】凡咳嗽喘满，无论新久、寒热；或肠燥津枯之便秘。

【辨析】杏仁长于降泄上逆之肺气，又兼宣发壅闭之肺气，为治咳喘之要药。久咳入络，可加桃仁活血化瘀，以促进气血运行，改善微循环，缓解气道重塑等病理表现。小儿热病肺燥，下移大肠，燥热内结，肠道干涩，传导不利。桃仁、杏仁富含油脂，具滑利润下之性，临证时常与郁李仁、火麻仁、柏子仁同用，组为五仁丸，润燥导滞，缓下秘结，以治疗肠燥津枯之便秘。杏仁、桃仁伍用，既可降气止咳、上宣肺气，又可润肠通便、下泄浊气。

● 海蛤壳、青礞石

【应用】痰蒙神窍之惊风、癫痫、情志类疾病。

【辨析】以上诸病，顽痰深陷，老痰胶结，常规化痰之品难以撼动，故应选用咸寒软坚如矿石、贝类之品，深掘顽痰。《本草纲目》曰"海蛤壳止消渴，润五脏，清热利湿，化痰饮，消积聚，治中风偏瘫"；青礞石重坠性猛，既能攻消痰积，又能平肝镇惊，为治惊痫之良药。两药配伍，可清化顽痰，镇惊安神。

● 生铁落、珍珠母、磁石

【应用】小儿急惊风、癫痫。症见抽搐，昏迷，谵妄烦躁，神志不清，心神不宁，头晕目眩，视物昏花，惊悸失眠等。

【辨析】外感风热，热极生风，或热盛生痰，痰盛动风；温热疫毒，内陷厥阴，蒙蔽清窍，引动肝风；风邪与痰浊相搏，阻塞心窍，扰乱神明；暴受惊恐，气机逆乱，经络闭阻，因而作痫。《日华子本草》曰"生铁落治惊邪癫痫，小儿客忤，消食及冷气，并煎汁服之"，生铁落辛凉质重，平肝镇惊，木平则火降，使心有所主；珍珠母平肝潜阳，安神定惊，清肝明目；磁石质重沉降入心经，能镇惊安神，味咸入肾，有益肾阴、聪耳明目之效，性寒可清泻心肝之火，可镇摄浮阳、安神定志。三药合用，安神定惊、息风止痉之功强。

● 蓝花参、蜘蛛香

【应用】病后体虚，自汗、盗汗，小儿疳积，消化不良，小儿泄泻病程较长者。

【辨析】蓝花参又名娃儿草、疳积药，《滇南本草》记载其"味甘、微苦，性平，入心、脾二经"。其气芳香，长于开胃醒脾，补脾胃虚损；味苦入心，可除心经虚热，固表止汗,健脾止泻,且久服无温燥之弊。蜘蛛香又名马蹄香、九转香,其性温,味微苦、辛,有消食化积、理气止痛、燥湿止泻之功。两药合用,消食化积之力强。

四、常用方剂

(一) 发热类方

• 香芩解热方

【应用】感冒、流行性感冒发热,证属湿热蕴肺者。症见发热,恶寒,头痛,四肢及腰背肌肉酸痛,或伴有流涕,打喷嚏,鼻塞,咽痛,声嘶,咳嗽等。

【辨析】本方以《医效秘传》甘露消毒丹方化裁,由黄芩、广藿香、连翘、大青叶、石膏、青蒿、柴胡等组成。小儿为纯阳之体,其发病与饮食不能自节、湿热之邪侵袭密切相关,且感邪后易从火化,感冒以实证、热证居多,如兼夹肝经实热和食滞内阻,常表现为表里同病。遵叶天士"透风于热外,渗湿于热下"之旨,用黄芩味苦性寒,清热燥湿,尤其善于清泄中上焦湿热及肺火;广藿香味辛,性微温,可化湿邪、运脾胃、化湿浊、辟秽恶,与柴胡配伍具有疏表、退热、化湿之功,使湿热之邪透达机表,降温快且不易复热,与苦温燥湿之黄芩相合,辛开苦降、调畅气机,使湿邪或痰饮得以运化;连翘清热解毒、消肿散结;大青叶既清气分实热,又能解血分热毒;生石膏清肺热、泻胃火、除湿热、祛暑气、散郁热;青蒿性寒味辛苦,辛能解表,寒以解热,有泻热解郁、从肌表宣散透邪之效。诸药合用,共奏解表透热、利咽消肿之功,使湿去热退则病愈。

• 麻杏石甘汤

【应用】小儿感冒、支气管炎、支气管肺炎等,证属外感风邪,邪热壅肺者。症见发热伴咳嗽,流黄涕,鼻塞,鼻煽,口渴,舌苔薄白或黄,脉滑而数者。

【辨析】本方以《伤寒论》麻杏石甘汤化裁,由蜜麻黄、苦杏仁、石膏、炙甘草等组成。小儿肺脏娇嫩,易感外邪,肺失宣肃,且为纯阳之体,感邪后易化热入里,肺热伤津,发为本病。蜜麻黄辛、甘、温,宣肺气而泻邪热,开腠理而散表邪,取"火郁发之"之义;配伍辛甘大寒之石膏,且用量倍于麻黄,透热生津,宣肺而不助热,清肺而不留邪,肺气肃降有权,喘急可平,两药一辛温一辛寒,相制为用;苦杏仁降肺气之逆,助麻黄、石膏清肺平喘;炙甘草既能益气和中,又与石膏合而生津止渴,更能调和于寒温宣降之间。全方合用,共奏宣肺平喘、清热化痰功效。

• 柴葛解肌汤

【应用】流感、牙龈炎、急性结膜炎等,证属外感风寒,郁而化热者。症见恶寒无汗，身热增盛，目疼鼻干，头身疼痛，心烦不眠，咽干耳聋，口渴欲饮，小便短黄，舌红，苔薄黄，脉浮微洪。

【辨析】本方出自《伤寒六书》，由葛根、柴胡、羌活、白芷、黄芩、石膏等组成。三阳经枢受邪而病感冒，外邪束表与里热炽盛的症状同时并现。即为寒束于表，热郁于里之"寒包火"，故以解表清里法治疗外寒里热诸证。葛根味辛性凉，辛能外透肌热，凉能内清郁热，重用以获良效；柴胡味辛性寒，为解肌要药，既有疏畅气机之功，又可助葛根外透郁热。羌活、白芷助君药辛散发表，并止诸痛；黄芩、石膏清泻里热，四药俱为臣药。其中葛根配白芷、石膏，清透阳明之邪热；柴胡配黄芩，透解少阳之邪热；羌活发散太阳之风寒，如此配伍，三阳兼治，并治阳明为主。

● 青蒿白薇汤

【应用】反复发热、低热、夜间发热等，证属阴虚邪恋者。症见热剧寒微，或但热不寒，咳嗽痰鸣，口干作渴，汗泄迟慢，身酸溲赤，舌红，少苔，脉弦细。

【辨析】本方以《全生指迷方》白薇汤化裁，由青蒿、白薇、当归、人参、炙甘草等组成。反复呼吸道感染者，素体表虚多汗，正气受损，每用抗生素，易致阳气更耗而邪留伏于里，一旦受凉或疲劳后，新感易受，留邪内发，旧病复燃，诸证又现。治宜解表透邪、补虚扶正。青蒿苦寒清热，辛香发散，长于清透伏热，引邪外出；白薇咸寒，善入血分，凉血清热，两药合用以清透外邪、固护阴精；当归甘温质润，为补血圣药；人参甘温补虚，补脾益肺、生津养血；炙甘草气味甘平，通行十二经络。全方以咸、苦、微寒及辛、甘、微温之药和其阴阳，以甘温、甘平之药扶其正气，则病自然愈也。

● 银翘白虎汤

【应用】发热、高热等，证属表里俱热者。症见发热，高热，鼻衄，咽喉肿痛，大便干结，舌红，苔黄，脉数。

【辨析】本方以银翘散合白虎汤加减化裁，由金银花、连翘、石膏、知母、玄参、青黛、牛蒡子、马勃、射干、天花粉、白茅根等组成。温病邪传气分，里热炽盛，热蒸外越，故汗出；里热炽盛，尚未致腑实便秘，又不宜攻下；热盛伤津，又不能苦寒直折，免致伤津化燥，愈伤其阴。当以轻宣解表、清热生津为法。金银花甘寒质轻，芳香疏透，清热解毒；连翘苦寒泄降，长于清心火、解疮毒，又能消痈散结，两药配伍外可疏风散热，内可清热解毒；石膏味辛、甘性大寒，寒能清肺经实热，辛寒解肌透热，甘寒泻肺胃火；知母味苦性寒质润，苦寒能清肺热泻肺火除烦，甘寒能滋肺阴、润肺燥、止渴，与石膏相须为用，清热泻火、除烦止渴之力倍增；玄参咸寒入血分，既能清热凉血、泻火解毒，又能滋阴润燥；青黛咸寒入肝，清气分之火又泻血分之热；牛蒡子辛苦性寒，升浮中又具有清降之力，可外散风热、内解毒热、消肿利咽；马勃味辛质轻,因其性平,不论热毒、风热或虚火上炎所致之咽喉肿痛皆可用之;射干清泻肺火、降气祛痰、解毒利咽;三药合用可清肺止咳、利咽开音;天花粉清泻肺胃实热、生津止渴,与白茅根同用更显清热凉血之功。诸药合用,共奏透表解毒、清热生津之效。

• 柴胡藿香汤

【应用】常见于夏季、长夏季节之发热,胃肠型感冒,证属外感风寒、内伤湿滞,或内伤暑湿者。症见汗出不解,倦怠嗜卧,胸闷,恶心呕吐,尿黄,头昏,头重,肢痛,舌质红,苔黄腻,脉濡数。

【辨析】本方以小柴胡汤合藿香正气散化裁,由藿香、柴胡、黄芩、连翘、炒莱菔子、神曲等组成。暑性炎热,易伤津耗气,津亏则内热炽盛,蕴于肺胃,治宜解表和中、疏风散邪。藿香芳香醒脾、开胃、化湿、和中,兼能解表;柴胡清透少阳之邪外出,疏解气机壅滞;黄芩清泄少阳郁热以除烦;连翘清心解热,助黄芩以清热除烦;炒莱菔子可消食除胀,缓解脘腹胀痛;神曲解表祛邪、健脾消食。诸药合用,除寒热、消积滞、畅气机。

(二)咳嗽类方

1. 麻杏类方

• 麻杏泻白散

【应用】咳嗽、支气管炎、肺炎,证属伏火郁肺者。症见咳嗽,咳痰,日晡尤甚,皮肤蒸热,出汗,舌红,苔黄,脉细数。

【辨析】本方以《小儿药证直诀》泻白散方化裁,由蜜麻黄、苦杏仁、桑白皮、地骨皮、白鲜皮等组成。蜜麻黄、苦杏仁开宣肺气,寓肺泡开合之意;桑白皮专入肺经,能泻肺气之余,故补元气之不足兼清肺热,为方中君药。《滇南本草》曰"金受火制,惟桑白皮可以泻之。"地骨皮性寒,味甘,归肺、肝、肾经。《汤液本草》云:"地骨皮泻肾火,降肺中伏火,去胞中火,退热,补正气。"《雷公炮制药性解》谓:"地骨皮疗在表无定之风邪,退传尸有汗之骨蒸,除热清肺,止嗽解渴。又入肺者,盖以其为表,则其用在表。肺主皮毛,所以入之。"白鲜皮祛风燥湿、清热解毒、解痉止咳。诸药合用,共奏清泻肺热、平喘止咳之功。

• 麻杏止嗽散

【应用】新咳或久咳,证属表邪未尽,肺气失宣者。症见咳而不重,咽痒,咯痰不爽,或轻微外感伴咳嗽,舌淡红,苔薄白,脉浮数。

【辨析】本方以《医学心悟》止嗽散化裁,由蜜麻黄、苦杏仁、桔梗、白前、荆芥、蜜百部、蜜紫菀、陈皮、仙鹤草、炙甘草等组成。调理肺气升降为治咳之本,无论新咳、久咳均可以止嗽散为基本方加减治疗。"麻黄开肌腠,苦杏仁通肺络"(《本草思辨录》);桔梗性散上行,能升提、宣通肺气,促痰外排;白前辛甘微寒,善于降气祛痰,一升一降,着力宣通肺气,常辅以前胡,两药相须而用;荆芥辛散气香,微温不烈,祛风解表、透散邪气;蜜紫菀辛苦性温,重在润肺下气、化痰止咳;蜜百部甘苦微寒,重在润肺止咳,两者相伍,起到辛甘宣发、苦甘肃降之效,助力祛痰化痰、疏通气道;陈皮理气健脾、燥湿化痰;炙甘草调和药性、润肺止咳,又可合陈皮健脾以减少痰液之生成,正如《医宗必读》载"脾为生痰之源,治痰不理脾胃,非其治也"。全方共奏宣发肃降、化痰排痰、疏通气道之效。若既往过敏史则加白鲜皮,《本草原始》中描述其"入肺经,故能去风,入小肠经,故能去湿,夫风湿既除,则血气自活而热亦去。治一切疥癞、恶风、疥癣、杨梅、诸疮热毒"。

- 麻杏苇茎汤

【应用】咳嗽、支气管炎、肺炎,证属痰热壅肺者。症见病程长,咳嗽声重,痰多黄稠,或身热不扬,纳呆或口味重,大便干结,小便黄少,咽红,舌红,苔黄腻。

【辨析】本方以《备急千金要方》苇茎汤化裁,由蜜麻黄、苦杏仁、芦根、金荞麦、薏苡仁、冬瓜仁、桃仁、姜厚朴、鱼腥草、通草等组成。外邪化热入里,炼液为痰,痰热互结,郁闭肺络,治宜清热涤痰、宣肺止咳。方中蜜麻黄解表宣肺,苦杏仁化痰止咳;芦根清肺泻热;金荞麦清肺化痰;薏苡仁、冬瓜仁清热化痰利湿;桃仁润肺止咳、逐瘀行滞;厚朴燥湿消痰、下气平喘;鱼腥草通鼻塞、止稠涕。诸药合用,共奏清肺、化痰、逐瘀之效。大便干甚者可加全瓜蒌、火麻仁、郁李仁等药涤肠通便。

- 麻杏二陈汤

【应用】咳嗽、支气管炎、肺炎等,证属痰湿蕴肺者。症见咳嗽痰多,色白易咯,恶心呕吐,胸膈痞闷,肢体困重,或头眩心悸,舌苔白滑或腻,脉滑。亦用于风寒之邪侵袭肺卫,闭塞肺络之中,致使肺失宣降,症见咳嗽频作,干咳或咳痰清稀色白,咽痒,鼻塞流清涕,或时有喷嚏,舌淡,苔白,脉浮紧,咽不红。

【辨析】本方以《太平惠民和剂局方》二陈汤化裁,由蜜麻黄、苦杏仁、黄芩、化橘红、京半夏、丝瓜络、薏苡仁、炒莱菔子、苍术、板蓝根、前胡、白前等组成。痰湿之证,多由脾肺功能失调所致,脾为生痰之源,肺为贮痰之器,脾失健运,则湿停生痰,痰湿犯肺,致咳嗽痰多。蜜麻黄、苦杏仁降肺止咳平喘;黄芩为治肺热咳嗽之要药;京半夏、化橘红味辛苦温,肺脾同治,共奏燥湿化痰、理气和中;丝瓜络宣通鼻窍;薏苡仁健脾化湿,炒莱菔子去胃中积滞、理气通腑,苍术升脾之清阳、燥湿健脾,三药合用以绝生痰之源;板蓝根清热解毒、凉血利咽;前胡、白前肃肺涤痰。诸药合用,共奏宣肺平喘、化痰止咳之功。

- **麻杏三仁汤**

【应用】咳嗽、支气管炎、肺炎等,证属湿重于热者。症见咳嗽声重,痰多色黄,稠黏难咯,喉中痰鸣,舌红,苔白或白腻,脉滑数。

【辨析】本方以《温病条辨》三仁汤化裁,由蜜麻黄、苦杏仁、黄芩、薏苡仁、冬瓜仁、法半夏、丝瓜络、炙桑白皮、地骨皮、炒莱菔子、蝉蜕、炙紫菀、百部、仙鹤草等组成。小儿脾常不足,若喂养不当,致脾失健运,水湿内停,酿湿成痰,上渍于肺,肺失宣肃发于咳,治宜燥湿化痰、宣肃肺气。蜜麻黄可开肺窍,合苦杏仁宣化湿邪;"黄芩清肺,肺清则通调水道"(《本草经解》);薏苡仁合冬瓜仁,既能润肺化痰,又能清热利水化湿,使湿邪从小便而去,予邪以出路;法半夏、丝瓜络化痰通络利湿;炙桑白皮、地骨皮清肺中伏火;炒莱菔子、蝉蜕泄肺平喘、行气消痰;患儿久咳久嗽,故以炙紫菀、百部止咳化痰,《本草新编》谓紫菀"治久嗽",《本草从新》谓百部"甘苦微温,能润肺温肺,治寒嗽暴嗽久嗽";仙鹤草培补脾气、补五脏之虚。全方共奏宣肺化湿、止咳化痰之效。

- **麻杏蒌贝汤**

【应用】咳嗽、支气管炎、肺炎,证属肺失清肃或寒郁化热者。症见咳嗽,痰黏稠色黄,不易咯出,咽红咽痛,鼻塞,流浊涕,目赤,舌红,苔薄黄或黄腻,脉浮数。

【辨析】本方以《伤寒论》麻杏石甘汤和《医学统旨》清金化痰汤化裁,由浙贝母、前胡、桔梗、全瓜蒌、竹茹、蜜紫菀、百部、蝉蜕、炒牛蒡子等组成。风热闭肺,邪在肺卫不解,化热入里,炼液成痰,痰热互结,闭阻肺络,治宜清热涤痰、宣肺定喘。方中浙贝母、前胡、桔梗三药配合以清化热痰、养肺润肺、利咽止咳;全瓜蒌清泻肺热,可促进痰液排出;竹茹除烦止呕、化热痰;蜜紫菀、百部止咳化痰;蝉蜕、炒牛蒡子利咽凉血。诸药合用,共奏润肺止咳、清热化痰之功。

- **麻杏苏葶汤**

【应用】咳嗽,支气管炎,肺炎等,证属痰热闭肺者。症见壮热,咳嗽,咳痰,喉中痰鸣,痰稠色黄,气促憋喘,鼻翼煽动,甚则不能平卧,舌质红,苔黄腻,脉滑数。

【辨析】本方以《医宗金鉴》苏葶丸化裁,由蜜麻黄、石膏、苦杏仁、葶苈子、紫苏子、炒莱菔子、射干、地龙等组成。蜜麻黄、石膏清热透邪、宣肺平喘,石膏倍于麻黄,相制为用,主以辛凉;苦杏仁降气平喘、润肠通便;紫苏子降肺气、化痰涎、止咳平喘;葶苈子泻肺中水饮,清化痰火而下气定喘,以增强麻、杏止咳平喘作用;射干清热解毒、消痰利咽;地龙清热解痉、涤痰平喘。诸药合用,可解表邪、祛痰热、止喘咳、通二便。发热者加青黛清热凉血;痰甚者加京半夏、化橘红、茯苓;咽红咽痛加射干、板蓝根,甚则加青黛、蛤壳。

● **麻杏沙参麦冬汤**

【应用】咳嗽、支气管炎、肺炎等,证属阴虚肺热者。症见久咳不愈,夜咳明显,干咳或痰中带血,面色潮红,手足心热,舌红,苔少或花剥,脉细数。

【辨析】本方以《温病条辨·上焦篇·秋燥》之沙参麦冬汤化裁,由蜜麻黄、苦杏仁、沙参、麦冬、生地黄、玄参、五味子等组成。小儿脏腑娇嫩,若遇外感咳嗽,日久不愈,正虚邪恋,肺热伤津,燥热耗液,肺阴受损,阴虚生热或化燥,伤于肺络。蜜麻黄宣肺平喘利饮;苦杏仁止咳化痰;沙参甘润,微苦微寒,补肺胃之阴、清肺胃之热;麦冬味甘柔润,性偏苦寒,长于益胃生津、清心除烦,常与生地黄、玄参等养阴生津之品配伍,三药合而用之,大补阴津,当增液润燥之法,以"增水行舟";五味子益气生津、敛肺止咳。诸药合用,共奏滋阴清热、润肺止咳之效。大便难解似羊粪,予火麻仁、郁李仁、瓜蒌仁、桃仁润肠通便;平素易积食,予鸡内金、炒莱菔子、莪术、枳实消食化滞;天花粉、知母、玉竹三者合用,清热润燥、养阴生津。

2. **泻白散类方**

● **泻白二陈方**

【应用】咳嗽、支气管炎、肺炎等,证属痰热袭肺者。症见咳嗽痰多,皮肤蒸热,口干,胸中烦闷,小便黄,舌红,苔黄腻。

【辨析】本方以泻白散和二陈汤化裁,由桑白皮、地骨皮、黄芩、炒莱菔子、京半夏、化橘红、前胡、白前、白茅根、芦根、炙甘草等组成。肺气失宣,火热郁结于肺,肺热外蒸于皮毛,治宜清泻肺热、止咳平喘。桑白皮、地骨皮取其泻肺除蒸而不伤正之能,可清降肺中伏火;黄芩性寒味苦,为治疗肺热咳嗽之要药,清热解毒、消痰利膈;脾失健运,湿聚成痰,炒莱菔子健脾化痰;京半夏、化橘红,肺脾同治,两药相辅相成,增强燥湿化痰之力,又能理气和胃,体现了"治痰先理气,气顺则痰消"之意;前胡、白前两药微温,无论风寒风热均可用之,既能祛风散邪,又可降气止咳;白茅根、芦根清肺热、除烦渴、兼利小便;炙甘草健脾和中、调和诸药。

● **桑杏泻白方**

【应用】咳嗽、支气管炎、肺炎等,证属外感温燥者。症见干咳无痰或痰少而黏,或咽痒即咳,身热不甚,口渴,咽干鼻燥,舌红,苔薄白而干,脉浮数。

【辨析】本方以桑杏汤和泻白散化裁,由桑叶、苦杏仁、炙桑白皮、地骨皮、沙参、百部、炙紫菀等组成。温燥之气,伤于肺卫,耗津灼液,肺失清肃,治当外以清宣燥热,内以润肺止咳。桑叶清宣燥热、透邪外出;苦杏仁宣利肺气、润燥止咳;炙桑白皮、地骨皮清泻肺热;沙参养阴生津;百部、炙紫菀润肺化痰。咳剧痰多者加半夏、化橘红;蝉蜕、木蝴蝶为质轻之品,上浮于肺喉,两药伍用则祛风、解痉、止咳之效力彰。咽红咽痛者可加射干、青黛以清热利咽。

● 泻白止嗽方

【应用】咳嗽、支气管炎、肺炎等,证属肺燥伤阴者。症见咯痰不爽,咽干口干,晚上、午后咳嗽明显,五心烦热,或微有恶风发热,舌红,苔薄黄,脉浮数。

【辨析】本方以泻白散和止嗽散化裁,由炙桑白皮、地骨皮、炙紫菀、百部、仙鹤草、桔梗、荆芥、五味子等组成。炙桑白皮、地骨皮清泻肺火;炙紫菀辛温润肺,苦温下气,补虚调中、消痰止咳,治寒热结气,咳逆上气;百部甘苦微温,能润肺,治肺热咳呛;仙鹤草可补五脏之虚,上药合用即达敛肺补虚、化痰镇咳之功;桔梗苦辛微温,宣通肺气、泻火散寒;荆芥辛苦而温,芳香而散,散风湿、清头目、利咽喉;五味子益气生津,敛肺止咳。诸药合用,以显清热养阴、润肺止咳之功。

● 泻白苏葶方

【应用】咳嗽、支气管炎、肺炎,证属饮停于肺者。症见喘促,咳吐清稀痰涎或喉中痰鸣,满闷短气,喘满不得卧,小便不利,舌淡,苔薄白,脉濡。

【辨析】本方以苏葶丸和泻白散化裁,由炒葶苈子、炒苏子、芡实、炒车前子、陈皮、半夏、炙甘草等组成。炒葶苈子泻肺降气、祛痰平喘、利水消肿,炒苏子降气祛痰、止咳平喘,二药合用以增强化痰平喘之效,且寒温互制,使痰除喘停而肿消;芡实补脾祛湿;炒车前子利小便而实大便,分清泌浊,共达祛湿化痰之功;陈皮、半夏是燥湿化痰、理气和中的基础药对,助中焦运化;炙甘草性味甘平,清热解毒、调和诸药。全方合用,痰饮并治,咳止则喘平。

(三) 咽喉痛、腺样体肥大、鼻炎类方

● 甘露消毒丹

【应用】湿温时疫、外感、咳嗽、手足口病、汗证、厌食、肠系膜淋巴结炎等,证属湿热并重者。症见发热倦怠,胸闷腹胀,肢酸咽痛,身目发黄,颐肿口渴,便稀尿赤,泄泻淋浊,舌红,苔白或厚腻或干黄,脉濡数或滑数。

【辨析】本方出自《医效秘传》,由滑石、茵陈、黄芩、藿香、石菖蒲、白豆蔻、通草、连翘、射干等组成。湿热之邪阻遏中焦,可致气机失调,则胸闷腹胀、肢酸;湿热熏蒸肝胆,则身目发黄;热毒上壅,故口渴、咽颐肿痛;湿热与邪毒相搏,外透肌表而致湿疹、手足口病等;湿热内蕴,下注膀胱,则小便短赤,甚或泄泻、淋浊。方中滑石利水渗湿、清热解暑,茵陈清利湿热而退黄,黄芩清热燥湿、泻火解毒,三药合而为君,正合湿热并重之病机;湿热留滞,气机易阻,故臣以藿香、石菖蒲、白豆蔻,行气化湿、悦脾和中,气畅则湿行;通草清热利湿通淋,导湿热从小便而去,以增其清热利湿之力;热毒上攻,颐肿咽痛,故佐以连翘、射干,合以清热解毒、消肿散结而利咽开音。纵观全方,利湿清热,两相兼顾,且以芳香行气悦脾,寓气行则湿化之义,佐

以解毒利咽,令湿热疫毒俱去,诸症自除。

• **藿香苇茎汤**

【应用】　鼻炎、腺样体肥大、鼾症等,证属肺脾湿热者。症见流涕,鼻塞,喜揉鼻揉眼,打喷嚏,打鼾,大便干结,小便黄,舌质红,苔黄腻,脉滑数。

【辨析】　本方以消瘰丸合苇茎汤化裁,由藿香、芦根、薏苡仁、冬瓜仁、丝瓜络、醋鳖甲、生牡蛎、皂角刺、苍耳子、辛夷、葶苈子、葛根、鸡内金、炙甘草等组成。方中藿香化湿和中,其"清芬微温,善理中州湿浊痰涎";改原方苇茎为芦根,亦能清化上焦湿痰,根者,可下行也,引湿从小便而出,二者共为臣药;薏苡仁长于化湿,助芦根引湿下行;冬瓜仁、丝瓜络化痰通络;醋鳖甲、生牡蛎具能软坚散结;《医学入门》指出"皂刺,凡痈疽未破者,能开窍;已破者能引药达疮所",上药合皂角刺共显消痰散结之功;苍耳子、辛夷宣通鼻窍;葶苈子肃降肺气能助止鼾,葛根行散升清以复通气,二者一降一升泻鼻道中壅塞浊气;鸡内金助脾健运;炙甘草调和诸药。全方共奏化湿祛痰、通窍散结之功。

• **银翘散结方**

【应用】　流行性腮腺炎,证属热毒蕴结者。症见发热,烦渴,咽红肿痛,耳下腮部肿胀疼痛,坚硬拒按,张口、咀嚼困难,舌红,苔黄,脉洪数。

【辨析】　本方以《东垣试效方》普济消毒饮化裁,由金银花、连翘、黄连、黄芩、柴胡、皂角刺、天花粉、僵蚕、重楼、丝瓜络、浙贝母、夏枯草、玄参、白花蛇舌草等组成。本病乃风热湿痰所生,以经络辨证为主,临床上首辨疾病的轻、重证,再辨常证和变证。临证时,若温毒在表,配以疏风散邪;热毒蕴结者,重用清热解毒;邪毒内窜睾腹者,佐以清肝泻火;邪毒内陷厥阴,配以息风开窍。金银花、连翘合用,清热解毒、宣散风热、消肿散结;黄连、黄芩可清泻上焦热毒;柴胡清表退热、疏肝清胆;皂角刺行气行血、解毒散结;天花粉清热生津、排脓消痈;僵蚕、丝瓜络通经活络散结;重楼清热解毒;浙贝母、夏枯草合用,清热解毒、软坚散结;白花蛇舌草增强解毒、消肿、止痛之力。诸药合用,共奏清热解毒、软坚散结之功。同时配合鲜马齿苋、鲜蒲公英、鲜仙人掌等捣烂外敷,有利于腮部肿胀的消退。

(四) 脾胃病类方

• **香苓开胃汤**

【应用】　厌食症,证属脾失健运者。症见食欲不振,食量减少,食而乏味,形体正常,精神如常,舌淡红,苔薄白或薄腻,脉和缓。

【辨析】　本方以四君子汤化裁,由藿香、佩兰、半夏、茯苓、陈皮、炒莱菔子、薏苡仁、山药、炒鸡内金、苍术、炒扁豆、芦根、枳实组成。《灵枢·脉度》指出:"脾气通于口,脾和则口能知五谷矣。"脾胃虚弱日久,耗伤脾阳,脾阳不振,运化失健,胃纳失常,气血不足,该类患儿往往具有纳呆日久、生长发育偏差、面白唇淡等特点。"虚不受补",小儿运化力弱,纯补则更碍脾运,宜补运兼施。秉"脾健贵在运"的治疗理念,自拟香苓开胃汤加减治疗。藿香"芳香而不嫌其猛烈,温煦而不偏于燥烈,能祛除阴霾湿邪,而助脾胃正气,为湿困脾阳,倦怠无力,饮食不好,舌苔浊垢者最捷之药"(《本草正义》);佩兰芳香醒脾、化湿和胃;半夏、茯苓、陈皮合用,健脾祛湿、理气化痰;炒扁豆、薏苡仁、山药为甘淡温平实脾之药,健脾利湿,补而不腻,温而不燥;炒莱菔子、炒鸡内金消积导滞以助运;苍术为刚药,健脾燥湿,升降消导,使补而不滞,生化有源;枳实除湿下满、消腐化浊。全方用药轻巧,拨清灵之脏气,恢复脾胃气机升降运转,使脾胃调和,胃纳自开。

- **五仁通便散**

【应用】便秘,证属津亏肠燥者。症见大便干硬,排除困难,甚至秘结不通,口干口臭,腹胀腹痛,小便短赤,舌红,苔黄燥,脉滑数。

【辨析】本方以五仁汤化裁,由火麻仁、郁李仁、苦杏仁、瓜蒌仁、薏苡仁、大黄、枳实、厚朴、玄参、知母、天花粉等组成。热病肺燥,下移大肠,或胎热素盛,肠道燥热,或恣食炙煿辛辣之品,伤津耗液,致胃肠积热,燥热内结。方中火麻仁、郁李仁质润多脂,润肠通便中兼可行大肠之气滞;苦杏仁、瓜蒌仁两药合用,既能宣肺利气,又能润燥滑肠,使清阳升而浊阴自降,肺与大肠相表里,具有"提壶揭盖"之效;薏苡仁运脾化湿,渗下理气;大黄能"平胃,下气,除痰实,肠间结热"(《本草经别录》),厚朴"温而能散,消胃中之实也",大黄合厚朴以泻热通腑下气,使邪热从大便而出;加玄参、知母、天花粉甘凉生津之品培补燥伤之阴,增水行舟而通便。诸法并用,共达宣肺理气、清热通导、润肠通便之效。

- **滋阴通便汤**

【应用】便秘,证属阴亏肠燥者。症见大便干结难解,口干口渴,舌红,苔少津,脉细数无力。

【辨析】本方以吴鞠通《温病条辨》护胃承气汤化裁,由厚朴、生地黄、麦冬、玄参、知母等组成。该方既护胃又泻下,护胃即护胃中津液,泻下即下肠中邪热,因便秘日久,肠中糟粕堆积日久生热,将护胃承气汤中大黄易为厚朴以通下去实;麦冬甘凉,滋阴清热、增液润燥,生地黄滋阴、润燥、护胃,玄参性咸寒润下,善滋阴降火、润燥生津,以上三药配伍大补阴津,滋阴增液,水满则舟自行;知母甘寒,清胃热、润燥热。诸药合用共奏清热润燥、缓下热结之功。此方滋阴又攻下,攻补兼施,祛邪而无伤阴之弊。便秘日久则内热横生,故而以黄芩、连翘清里热;日久便秘当选火麻仁、郁李仁、瓜蒌仁、牛蒡子等富含油脂之品润肠通便。

● **流涎方**

【应用】流涎,证属心脾积热者。症见流涎稠黏,颐肤红赤,面赤唇红,啼声响亮,口渴引饮,大便秽臭或燥结,小便短黄,舌质红,苔厚腻,脉滑数,指纹色紫。

【辨析】本方以《小儿药证直诀》泻黄散化裁,由栀子、防风、藿香、佩兰、益智仁、石菖蒲、淡竹叶、灯心草、薏苡仁、茯苓等组成。小儿脾常不足,若饮食不节,家长喂养不当,或素体禀赋阳热,脾胃易损,酿生积热,脾胃伏火上蒸,致津液外溢;小儿脏腑娇嫩,形气未充,水液代谢失调,则易滞聚而为湿,泛出于口;小儿心常有余,易致阳盛化火,心火上浮,而迫津沿心经之别从舌本出于口窍,涎无所制。故治宜清泻心脾积热、健脾摄涎。栀子泻脾胃积热;防风疏散脾经伏火;藿香、佩兰芳香醒脾化湿,共奏泻脾胃伏火之功;《本草拾遗》记载益智仁"止呕吐……含之摄涎秽",取其温脾开胃摄唾之效;石菖蒲芳香走窜,既能化湿醒脾开胃,又能开窍醒神益智;淡竹叶、灯心草益胃生津、淡渗利窍、清热利尿,使心火从小便而解;薏苡仁甘淡渗利、清泻脾热;茯苓甘淡,功善健脾益气、利水渗湿,《本草简要方》称其能"行水,逐湿,补脾胃,调中益气"。诸药相配,健脾以生清气,疏风以散郁热,清胃而湿浊降,使涎液得以固摄,流涎自止。

047

● **泻黄清胃方**

【应用】弄舌、口疮、牙痛、牙宣出血、颊腮肿痛等,证属脾胃湿热者。症见口腔黏膜多处出现破损溃烂,灼热疼痛,口臭,涎多黏稠,可兼发热,烦渴易饥,口燥唇干,小便短赤,大便秘结,舌红苔黄,脉细数。

【辨析】本方以泻黄散和玉女煎化裁,由石膏、山栀子、藿香、防风、生地黄、知母、麦冬、牛膝、露蜂房、淡竹叶、薏苡仁、细辛、白芷、炙甘草等组成。无论感受外邪还是伤于乳食,脾失健运,则湿浊内停,化热化火,夹湿夹毒,循经上攻,熏灼口舌齿龈,则口疮、牙痛诸证由生,治宜清胃泻脾、祛风利湿。栀子苦寒清热,利尿除烦,善清三焦之火,可泻脾胃积热;配石膏辛甘大寒、入脾经清解伏火;防风辛、微温而润,疏散脾经伏火,且引药上行,又能于土中泻木;藿香理气和中、化湿醒脾,与防风配伍,振复脾胃气机,并助防风升散脾中伏火;生地黄养阴清热、固护阴液;知母苦寒质润、滋清兼备,一助石膏清胃热而止烦渴,二助生地滋养肾阴;麦冬微苦甘寒,滋肾阴,润胃燥,且可清心除烦;牛膝导热引血下行,补益肝肾,以降上炎之火,止上溢之血;露蜂房祛风止痛、攻毒消肿;淡竹叶、薏苡仁为甘淡利水渗湿之品,导湿热之邪从小便去;细辛、白芷疏风止痛;炙甘草调和诸药,可缓调中、上二焦,泻脾而不伤脾。全方清泻与升发并用,兼顾脾胃,脾火清泻而正气无伤,则诸证得愈。

● **泻黄导赤方**

【应用】口疮、淋证,证属心脾积热者。症见口臭,心烦不宁,叫扰啼哭,面赤唇红,口干欲饮,进食困难,小便短黄,甚者赤涩刺痛,舌尖红,苔薄黄,脉细数。

【辨析】本方以泻黄散和导赤散化裁,由石膏、山栀子、防风、藿香、生地黄、木通、淡竹叶、生甘草等组成。本病缘由孕母过食辛辣厚味,胎热内蕴;或调护失宜、喂养不当,嗜食肥甘厚味,蕴而生热;或喜食煎炒炙烤,内火偏盛,热积心脾;或口腔不洁,秽毒内侵,致内外合邪,火热蕴积心脾,循经上炎,热扰心神。治宜清心养阴、利水通淋。石膏、山栀子清热泻火,清降脾胃之热;防风取"火郁发之"之义,清降不伤脾胃之阳,升散解伏积之火;配伍藿香芳香醒脾,振奋脾胃气机;生地黄甘寒,凉血滋阴降火;木通苦寒,上清心经之火,下导小肠之热,两药相配,滋阴制火、利水通淋;淡竹叶甘淡,清心除烦、淡渗利窍,导心火下行;生甘草清热解毒,尚可直达茎中而止痛,并能调和诸药,还可防木通、生地黄之寒凉伤胃。全方共奏清心养阴、泻脾胃火之功。

● **香诃止泻方**

【应用】泄泻,证属脾虚湿盛者。症见大便稀溏,食后作泻,色淡不臭,反复发作,面色萎黄,食欲不振,神疲倦怠,舌淡苔白,脉细弱。

【辨析】本方以平陈汤化裁,由藿香、诃子、葛根、茯苓、炒车前子、白术、焦山楂、焦神曲等组成。《景岳全书·泄泻》谓:"泄泻之病,多见小水不利,水谷分则泻自止。"脾主升清,胃主降浊,若脾胃失常,清气不升,浊气不降,清浊相并,下走大肠则至泄泻。藿香芳香辛温,可燥湿醒脾助运,促脾之升清降浊;诃子性平味酸涩,收敛固涩,专攻久泻久痢,与藿香共为君药,共奏健脾化湿、温胃化浊、涩肠止泻之功,且有标本兼治之妙。葛根味辛性凉,能升发清阳,鼓舞脾胃清阳之气上升而奏止泻痢之效;茯苓健脾益气、淡渗利湿,同时益气醒脾,改善脾虚之证;炒车前子"利小便,实大便",渗湿止泻,三药共为臣药,以补脾益气、渗湿止泻。白术、焦山楂、焦神曲健脾益胃、醒脾助运。诸药合用,使补而不滞,止泻而不伤正。

● **减肥消脂汤**

【应用】儿童肥胖症,证属脾虚湿盛者。症见形体肥胖,食少纳呆,体倦乏力,食后腹胀,大便溏泄,口淡不渴,兼有头身困重,少气懒言,面色偏黄,浮肿,恶心欲吐,舌暗淡,边有齿痕,苔白腻,脉滑或沉细。

【辨析】以二陈汤合五苓散化裁,由半夏、茯苓、泽泻、枳实、山楂、决明子、藿香、佩兰、炒莱菔子、陈皮、厚朴、荷叶等组成。小儿平日缺乏运动、滥用寒凉之物,导致脾阳温煦无力,真阳为邪所滞,气化失司;过食肥甘厚腻之品,肥则碍胃,甘则滞脾,脾呆则滞,水谷精微化生失常,可致痰饮、水湿等病理产物的形成,膏满脂溢,积于皮下,发为肥胖。方中半夏为君,其性辛温,具有健脾燥湿、化痰降浊之功;藿香、佩兰、茯苓加强健脾、淡渗利湿之功;泽泻增强健脾益气、祛湿化浊之功,可助君药振奋脾阳,杜绝生痰之源,加强君药利湿降浊之功;枳实、炒莱菔子、陈皮行气消积、化痰除痞;决明子具有降脂、润肠通便之功;山楂酸甘微温,能消食化积、活血散瘀滞;厚朴行气燥湿;荷叶升清阳、散瘀滞、利湿浊。本方标本兼顾,健脾益气、祛除生痰之源,同时除湿、化痰、祛瘀以减肥降脂。

(五)皮肤病类方

• 荆防银翘散

【应用】湿疹,证属风邪外扰,湿热内蕴者。症见颈项、双手手指部等皮肤皱褶处见红色斑丘疹,伴瘙痒,可见抓痕、结痂,可见少许渗液,苔黄腻,脉濡滑。

【辨析】本方以银翘散化裁,由荆芥、防风、金银花、黄芩、紫草、仙鹤草、茜草、白鲜皮、夏枯草、徐长卿、茯苓、薏苡仁、赤小豆、豆蔻等组成。湿邪久郁生热,加之风邪外扰,故表现为斑疹色红、舌红苔腻、咳嗽有痰、流浊涕等一派湿热内郁、风邪外扰之象,瘙痒亦为风邪袭表之明证,故治当疏风清热、利湿止痒。荆芥、防风辛散风邪兼可透疹止痒,合金银花、黄芩加强疏散风热之功,清解郁热;紫草、仙鹤草、茜草凉血活血、清热息风;白鲜皮、夏枯草、徐长卿以加强清热解毒、消肿散结、凉血止痒之效;茯苓、薏苡仁、赤小豆之淡渗之性,使热邪从小便而解;佐以豆蔻健脾和中、调和药味;诸药合用则风邪可散,热邪得清,瘙痒可止。

• 荆防二陈汤

【应用】皮疹,证属风湿热结者。症见丘疹、脓疱,红肿疼痛,瘙痒难耐,皮肤油腻,四肢困重,神疲乏力,或心烦易怒,口干口臭,或口苦黏腻不爽,大便溏稀或黏滞,或有小便偏黄,舌质红或边有齿痕,苔腻,脉浮滑或滑数。

【辨析】以二陈汤化裁,由荆芥、防风、陈皮、半夏、茯苓、藿香、豆蔻、白鲜皮、地肤子、芦根、赤小豆、浮萍等组成。小儿先天禀赋不足,或素体虚弱,腠理不密,卫表不固,风寒或风热之邪外袭肌表,营卫失调,隐疹郁于肌表而发;或饮食不节,胃肠积热,湿热内生,又兼复感外邪,风湿热邪浸淫肌肤,内外相合而致此病。荆芥苦辛而温,芳香而散,气味轻扬,可去血中之风,有"治风先治血,血行风自灭"之意,同时可透风止痒;防风既能散入骨肉之风,又可宣在表之风,兼有升阳除湿之效,荆芥合防风之力宣行于皮毛经络,促进肺气之宣发;陈皮、半夏、茯苓三药合用燥湿相济,以健脾渗湿、理气化痰;藿香、豆蔻皆为"轻清流动"之品,芳香化湿、醒脾开胃;白鲜皮、地肤子,主动主散,有达表透膜、胜湿、祛风止痒之功;芦根、赤小豆清热解毒、利尿生津;淡竹叶清心降火,滑石善能滑利窍道,两药合用则渗湿、利尿、通淋之效大增,使湿热从小便去;浮萍解表透疹、疏风止痒。诸药合用,外能祛风解表散结,内可清热利湿止痒。

- **荆防四物汤**

【应用】皮疹,证属血热风燥者。症见皮肤干燥,皮损粗糙肥厚,脱屑、瘙痒,皮损色暗,风热之邪未除,故舌红,少苔,脉细数。

【辨析】本方以四物汤化裁,由荆芥、防风、生地黄、牡丹皮、玄参、地肤子、白鲜皮、首乌藤、豆蔻、赤小豆、金银花、炒黄芩、绿豆、牛蒡子等组成。小儿脏腑娇嫩,形气未充,易感外邪,风热之邪入侵,发于肌肤,正邪相争于肌肤之表,脾虚运化失司,气血生化乏源,阴血亏虚,不能濡润肌肤,血虚生风,故皮肤干燥,皮损粗糙肥厚,脱屑、瘙痒,皮损色暗。风热之邪未除,故治宜祛风止痒、凉血润燥。荆芥、防风祛风解表;生地黄、牡丹皮、玄参清热凉血润燥;地肤子、白鲜皮清热解毒、除湿止痒;首乌藤归心、脾经,养心安神、调养肝肾;豆蔻辛温,温中行气,防寒凉太过,伤及脾胃;赤小豆、金银花、炒黄芩、绿豆、牛蒡子均可清热解毒透疹。诸药合用,共奏祛风止痒、解毒透疹之功。

- **荆防三豆饮**

【应用】水痘、天行疹痘,证属邪郁肺卫者。症见轻度发热,鼻塞,流涕,咳嗽,痘疹稀疏,疹色红润,疱浆清亮,根脚红晕不著,舌苔薄红或微腻,脉浮数。

【辨析】本方以扁鹊三豆饮化裁,由荆芥、防风、紫草、赤芍、赤小豆、绿豆、蒲公英、薏苡仁、金银花、地肤子、豆蔻、车前子等组成。扁鹊三豆饮首载于《本草纲目》,"治天行痘疮,预服此饮,疏解热毒,纵出亦少"。水痘时毒自口鼻而入,郁于肺脾胃,与内湿相搏,外透肌肤而发病。邪毒较轻,主要侵犯肺卫,表卫失和,肺气失宣,累及脾胃,与湿相搏,外透肌肤,水痘布露,表现较轻。本方以荆芥、防风为君药,防风可疏风清热,荆芥透疹解表;紫草、赤芍凉血透疹;赤小豆、绿豆利水消肿、清热解毒;蒲公英清热、利湿、解毒;薏苡仁祛湿排脓,上药共奏祛湿、排脓、解毒之效;金银花入肺胃经,善清温热,与赤芍、紫草合用,共奏清营护阴、凉血解毒之效;地肤子祛风止痒;豆蔻化湿行气;车前子利水化湿,使湿从小便除,以实大便。诸药合用,以清热解毒、宣表利湿为主,又辅以凉血养阴、祛风止痒,使邪有出路。

- **荆防洗剂**

【应用】湿疹,证属湿热内蕴者。症见初起如栗,皮肤红热,或肿,或流黄水,或脱皮屑,或浸淫成片,或结痂皮,反复发作,日久皮厚,兼见哭闹摇头,手搔蹭脚,哭啼不安等表现。

【辨析】本方为自拟方,由荆芥、防风、紫草、茜草、紫荆皮、黄芩等组成。小儿脏腑成而未全,全而未壮,脾常不足,易困脾生湿,饮食不知自节易致脾胃受损,湿化热、燥入血,导致湿热内蕴肌肤,血热则化燥生风,内外两邪相合发于肌表,故见粟粒红疹,皮肤干燥结痂,大量渗出,瘙痒剧烈,甚至夜卧不安。荆芥、防风祛风解表、透疹消疮,"荆芥,功本治风,又兼治血者,以其入风木之脏,即是藏血之地也。

李士材曰,风在皮里膜外,荆芥主之,非若防风能入骨肉也"(《本草备要》);紫草、茜草清热凉血、解毒透疹,二药为"行血凉血之要药",紫草性寒苦滑,利九窍而通水道,可使湿热从小便去;紫荆皮寒胜热、苦走骨、紫入营,有活血解毒之功;黄芩性清肃以除邪,味苦所以燥湿,阴寒所以胜热,故可除湿热之邪。全方共奏祛风湿热邪之能。用法:上药加水 2 000 mL,浸泡 20 分钟后煎沸 5~10 分钟,取汁待凉。以药液搽洗患处,再浸泡患处 30 分钟。1 剂可用 4 日,重复使用。服药期间忌辛辣、海鲜、牛羊肉等发物。

- **茵栀二苓散**

【应用】病理性黄疸,证属湿热互结者。症见面黄、皮肤发黄,精神萎靡,不思乳食,大便溏薄,小便深黄,舌质红,苔黄腻,指纹紫。

【辨析】本方以茵陈蒿汤化裁,由茵陈、栀子、大黄、枳实、菟丝子、柴胡、豆蔻、茯苓、泽泻、茯苓、猪苓、炙甘草等组成。方中以茵陈、栀子、大黄清热利湿、利胆退黄。《本草经疏》言:"茵陈,其主风湿寒热,邪气热结,黄疸,通身发黄,小便不利及头热,皆湿热在阳明、太阴所生病也。苦寒能燥湿除热,湿热去,则诸症自退矣。除湿散热结之要药也。"枳实辛散苦泄,通热结;菟丝子补益肝脾,肝脾气旺,湿热自去;柴胡疏散肝经湿热;豆蔻行气温中以化湿热;茯苓、猪苓、泽泻引湿热从小便去;炙甘草调和诸药。治新生儿黄疸,可嘱乳母服药,用酿乳的方法对患儿进行治疗。诸证黄疸,患儿药服难入,可予外洗方:由茵陈、姜黄、菟丝子、虎杖、金钱草、车前草等药组成。用法:上药加水 2 000 mL,浸泡 20 分钟后煎沸 5~10 分钟,取汁待凉。以药液搽洗患处,再浸泡患处 30 分钟。1 剂可用 4 日,重复使用。

- **茵黄二陈汤**

【应用】病理性黄疸,证属湿热郁蒸者。症见面黄、皮肤发黄,色泽鲜明如橘皮,精神疲倦,不欲吮乳,呕吐腹胀,大便秘结,小便深黄,舌质红,苔黄腻,指纹紫。

【辨析】本方为茵陈蒿汤合二陈汤化裁,由茵陈、栀子、大黄、法夏、陈皮、茯苓等组成。方中茵陈清热利湿、疏利肝胆为君,《本草正义》言:"茵陈,味淡利水,乃治脾、胃二家湿热之专药。湿疸、酒疸,身黄溲赤如酱,皆胃土蕴湿积热之证,古今皆以此物为主,其效甚速。"栀子清泄三焦湿热为臣,《本草通玄》言:"仲景多用栀子茵陈,取其利小便而蠲湿热也。"大黄通利大便,导热下行为佐;法半夏、陈皮、茯苓燥湿化痰、理气和中。上药共奏清热健脾、利湿退黄之功。

(六) 多动、抽动类方

- **青龙止动汤**

【应用】抽动障碍,证属脾虚肝亢者。症见抽动无力,时轻时重,眨眼皱眉,嗽嘴、搐鼻、腹部抽动，喉出怪声，精神倦怠，面色萎黄，食欲不振，形瘦性急，夜卧不安，大便不调，舌质淡，苔薄白或薄腻，脉细或细弦。

【辨析】本方为自拟方，由青阳参、龙胆草、山土瓜、银柴胡、白芍、天麻、钩藤、石菖蒲、伸筋草组成。脾胃同居中焦，通达上下，脾以升为健，胃以降为和。脾胃协调，则清阳得升，浊阴得降，脏腑安和。小儿脾常不足，加之饮食不节，或外邪内犯，或病后失养，致脾胃虚弱，气机失调，土虚木乘而肝亢风动；或脾胃虚弱，健运失职，水液输布障碍而聚液成痰；或平素喜辛辣炙煿之品，脾胃积热内阻于内，脾失运化，胃失和降，水谷不化，反聚生痰，痰蕴化火，引动肝风，则发为抽动。见抽动时发时止，时轻时重，形瘦性急，食欲欠佳，夜卧不安等症者辨为脾虚肝旺证，方选青龙止动方以扶土抑木、调和肝脾。青阳参辛甘性温，健脾和胃、祛风止动；龙胆草为苦寒之品，可直折肝之实火；山土瓜味甜性平，和胃宽中；银柴胡清虚热、除疳热；白芍健脾柔肝、平抑肝阳，两药合用，一散一收，共奏疏肝、平肝、柔肝之功；天麻祛风平肝、通络息风；钩藤息风止痉、平抑肝阳，两药相制相约，柔润而平，平肝息风之力倍增；石菖蒲芳香通窍，载药入脾入脑；伸筋草舒筋活络、祛风除湿。本方遵吴鞠通"治中焦如衡，非平不安"的治疗原则，诸药合用以健脾化痰、平肝息风、和解内调、平其亢厉，使归于平。

● 桑菊止抽汤

【应用】抽动障碍，证属外感六淫，感受时邪者。症见头面、四肢、躯体肌肉抽动，挤眉眨眼，点头摇头，耸鼻，咧嘴，伴发热，恶风寒，鼻塞流涕，喷嚏，咳嗽，或见咽红、咽痛，大便失调，舌淡或红，苔薄白或黄。

【辨析】本方为桑菊饮、银翘散化裁，由桑叶、菊花、金银花、连翘等组成。肺主一身之气，其居上焦，气以下降为顺；肝为风木之脏，体阴而用阳，其主动主升。肺金承制，清肃下降使肝木疏而不亢。小儿肺常不足，加之腠理薄弱，易感受六淫邪气使肺气伤，肺金虚宣肃失职而风木失其所制，然风为百病之长，且为阳邪，易上扰头面，邪从阳化热生风，即内外相引，木亢风动发为抽动。病在肺者，以头面部症状为主，抽动部位变化多端，游走不定，表现为常伴有外感症状或每于感冒后症状加重。桑叶、菊花既能平抑肝阳以疏肝，亦可循行肝经以清热明目；金银花、连翘疏风散热、清热解毒，四药合用体现了平内风而息外风之意，标本兼治，风静则动止。如眨眼者加青葙子、决明子、密蒙花、谷精草；耸鼻、吸鼻者加苍耳子、辛夷花、白芷、葛根、葶苈子；清嗓者加射干、玄参、牛蒡子、桔梗、蝉蜕；鼓肚者加枳实、厚朴；秽语、喉中痰鸣者加青礞石、化橘红、天竺黄。本方煎煮时间宜短，饭后服药，以使药达病所而发挥治疗作用。

- **龙胆泻肝汤**

【应用】抽动障碍，证属肝亢风动者。症见性急暴躁，头面、四肢、躯体抽动，频繁有力，喉中有声，不时喊叫，睡中易惊，便干尿黄，舌红苔黄，脉弦数。

【辨析】本方出自《医方集解》，由龙胆草、栀子、黄芩、木通、泽泻、车前子、柴胡、当归、生地黄、炙甘草等组成。肝主藏血，体阴而用阳，而小儿"肝常有余"，易被情志所伤，肝气不舒，日久则失其藏血之功与疏泄之职，导致气血两滞，郁滞成疾，郁久化火，火极生风，横窜经络而形成肌肉瘿疭之候。小儿肝常有余，患儿平素情志不畅，久而化生肝风，诱发抽动，肝乃风木之脏，内寄相火，肝木过极则易化火，火扰心神，则神难安，寝难寐，出现搐动诸症，乃为肝经实热致肝风心火交相煽动而致。此证主以龙胆泻肝汤，以清肝泻火、宁心开窍。方中龙胆草大苦大寒，既能清利肝胆实火，又能清利肝经湿热；黄芩、栀子苦寒泻火，燥湿清热；泽泻、木通、车前子渗湿泄热，导热下行；实火所伤，损伤阴血，当归、生地黄养血滋阴，邪去而不伤阴血；柴胡舒畅肝经之气，引诸药归肝经；炙甘草调和诸药。全方泻中有补，利中有滋，降中寓升，祛邪不伤正，泻火不伤胃。本病根据抽动部位及伴随症状的不同，常配伍不同的药物。如眨眼者，加青葙子、决明子、密蒙花、谷精草；耸鼻、吸鼻者，加苍耳子、辛夷花、白芷、葛根、葶苈子；清嗓者，加射干、玄参、牛蒡子、桔梗、蝉蜕；鼓肚者，加枳实、厚朴；秽语、喉中痰鸣者，加青礞石、化橘红、天竺黄；肢体抽动者，加伸筋草、桑枝、桂枝、白芍；睡卧不安、心神不宁者，加钩藤、首乌藤、远志、石决明、磁石；抽动甚者，加天麻、青礞石、龙骨、牡蛎、珍珠母、乌梢蛇、全蝎；注意力不集中者，加石菖蒲、远志、酸枣仁、柏子仁、益智仁等。

- **柴芍温胆汤**

【应用】抽动障碍、多动症、厌食、腹痛、胃痛、遗尿、不寐、郁证、夜啼、儿童擦腿综合征等，证属情志不和、内生痰湿者。症见急躁易怒、胸闷纳呆，困倦乏力，食欲不振，大便稀溏或干结，舌淡苔白腻，脉滑。

【辨析】本方以四逆散合温胆汤化裁，由柴胡、枳实、白芍、竹茹、半夏、陈皮、茯苓、生姜、大枣、炙甘草等组成。基于脏腑气机理论，结合小"肝常有余，脾常不足"的生理特点，笔者提出小儿疾病常与情志因素有关，且多痰多湿。方中柴胡入肝胆经，疏肝解郁、行气透邪；枳实归脾胃经，降气导滞、消痞化痰、疏通肠胃积滞，柴胡、枳实一升一降以调畅滞气、升清降浊；白芍归肝脾经，可泄肝脾、养阴血、缓急止痛，以上三药配伍可透邪解郁、疏肝理脾、调畅气血；半夏辛温，燥湿化痰、和胃止呕；竹茹甘淡微寒，清胆和胃、清热化痰、除烦止呕；陈皮理气行滞、燥湿化痰；茯苓渗湿健脾，生姜、大枣和中培土；炙甘草益气和中，调和诸药。本方紧扣"肝脾不调、枢机不利、痰湿内生"的病机关键，寒温并用，肝胆脾胃同治，可使气机宣通，表里上下枢机皆和,气血阴阳并调,则上下宣通,内外畅达,诸病得解。

(七) 性早熟类方

• 知柏龟元汤

【应用】性早熟,证属阴虚火旺者。症见女孩乳房发育及内外生殖器发育,或有月经来潮,男孩睾丸及阴茎增大,声音变低沉,伴颧红潮热,盗热,头晕,五心烦热,舌质红,苔少,脉细数。

【辨析】以逍遥散与二至丸化裁,由知母、黄柏、龟甲、生地黄、柴胡、夏枯草、玄参等组成。肾为先天之本,肾中精气盛衰与小儿生长发育密切相关,且肾藏相火,早用久用泻肾之药有碍患儿生长发育。《小儿药证直诀》指出:"肝有相火,有泻而无补;肾有真水,有补而无泻。"基于"肝肾同源"理论,肝和肾互根互用,虚实相连,从肝论治本病,采用疏肝清肝、柔肝养肝之法,疏其肝气、清其肝火、养其肝血以达"泻子护母"之效。且小儿生理特点肾常虚,或先天不足,或后天攻伐,或久病肾阴耗损,无以制阳,兼可致相火妄动,故临证要兼顾滋阴补肾。知母、黄柏滋补肾阴,潜阳制火;龟甲、生地等入肝肾两经,坚肾阴,泻相火;柴胡清肝疏肝,改善乳房发育证候;夏枯草软坚散结;玄参滋阴清热通便,合诸药让火热之邪有出路。乳房硬结坚实疼痛者,加炒橘核、炒荔枝核、郁金、川楝子、龙胆草行气散结止痛;下焦湿热严重者,加丹皮、泽泻清解下焦湿热;卵巢增大明显者,加煅牡蛎、浙贝、昆布,软坚散结;中焦湿热严重者,加炒黄芩、豆蔻、薏苡仁、茯苓健脾清热利湿;体型肥胖者,加生山楂、决明子、荷叶消肉食积滞;性格急躁易怒,肝郁气滞者,加用郁金、青皮疏肝解郁;五心烦热者,加淡竹叶、莲子、灯心草。

• 八正三妙散

【应用】儿童擦腿综合征、淋证,证属湿热下注者。症见小便频数短涩,灼热刺痛,溺色黄赤,少腹拘急胀痛,或有寒热、口苦、呕恶,或有腰痛拒按,或有大便秘结,苔黄腻,脉滑数。

【辨析】本方以八正散与三妙散化裁,由栀子、淡竹叶、灯心草、金钱草、车前子、石韦、瞿麦、茯苓、泽泻、川牛膝、黄柏、苍术、薏苡仁等组成。湿热来源有两个方面:其一为外感,其二为内伤。湿热之邪客于下焦,湿阻热郁,气化不利,开阖失司。儿童擦腿综合征,也称情感交叉擦腿综合征,是指儿童通过擦腿引起兴奋的一种行为障碍。现代研究发现擦腿综合征患儿性激素水平中雌二醇(E_2)水平增高,这种情况与性早熟类似。栀子、淡竹叶、灯心草为质轻之剂,甘淡渗湿,清心泻火,导热下行;车前子、石韦、金钱草、瞿麦以行清热、利湿、泄浊之功,使湿热浊邪从小便而出;茯苓、泽泻、薏苡仁利水渗湿、健运脾气;黄柏清热燥湿、泻火解毒;苍术健脾燥湿;川牛膝活血通络、引药下行。诸药合用,共奏清热利湿之功。

- **丹栀消核散**

【应用】性早熟、乳核、乳癖,证属肝郁化火者。症见女孩乳房及内外生殖器发育,或有月经来潮,男孩睾丸及阴茎增大,声音变低沉,伴胸闷不舒或乳房胀痛,心烦易怒,嗳气叹息,舌红,苔黄,脉弦细数。

【辨析】本方以丹栀逍遥散化裁,由柴胡、枳壳、牡丹皮、栀子、龙胆草、夏枯草、炒橘核、炒荔枝核、煅牡蛎等组成。肝主疏泄,司气机,肝之经脉布两胁,绕阴器,小儿肝常有余,循经上攻则乳房经络疏利不畅,所谓不通则痛,表现为两胁不舒,乳房硬结。湿热流注于下则带下增多、色黄。柴胡和解表里、疏肝解郁,枳壳理气行滞,两药共用则疏肝行气之效倍增;牡丹皮入肝胆血分,清泻肝胆热邪;栀子、龙胆草入营分,清泻三焦实火;炒橘核、炒荔枝核调畅气机、散结通络;煅牡蛎、夏枯草软坚散结。诸药合用,以清泻肝胆湿热、疏肝解郁、软坚散结。

(八) 肾病类方

- **六味地黄丸**

【应用】紫癜、尿频、矮小症,证属肝肾阴虚者。症见咽痛,盗汗,腹痛,便血,关节痛等,舌红,苔薄黄,脉细数。

【辨析】本方出自《小儿药证直诀》,由熟地黄、山茱萸、山药、牡丹皮、茯苓、泽泻等组成,是滋肾阴、补肝血之常用方。清代费伯雄称本方为"补方之正鹄"。方中熟地黄滋阴补血、益精填髓;山茱萸补益肝肾;山药补中益气,三药合用取"三补"之意补肾填精;茯苓利水渗湿;泽泻利湿泄浊,牡丹皮清泻相火;白茅根凉血止血;紫草、茜草、仙鹤草凉血活血止血。紫癜后期以虚为主,故以滋补肾阴为主,辅以凉血止血药物治疗。蛋白尿常予菟丝子、覆盆子、金樱子、芡实、益智仁以缩尿。矮小症常予白扁豆益气培中;炒麦芽、鸡内金健胃消食、醒脾助运;怀山药、山茱萸、补骨脂补益肝肾,既补益先天肝肾,也助后天脾胃运化,标本兼治,先后天并补。

- **五子四君汤**

【应用】遗尿,证属脾肾虚寒者。症见形体羸弱,神倦乏力,面黄形瘦,纳谷不馨,尿清长无味,舌质淡,苔薄白,脉沉细无力。

【辨析】本方以四君子汤化裁,由桑螵蛸、补骨脂、菟丝子、莲子、芡实、益智仁、金樱子、覆盆子、太子参、白术、麻黄等组成。小儿遗尿多与脾虚肾寒,肾气不足,脾肺气虚,膀胱失约,膀胱和肾的功能失调有关。其中尤以肾气不足、膀胱虚寒为多见。通调水道依赖于肺气"宣散"和"肃降"两个功能。肺气宣散,使水液布散到全身,肺主皮毛,可经腠理、皮肤、汗孔排泄;肺气肃降,使水液下输到膀胱而排出。故言汗与小便异物同源，水液代谢与肺、脾、肾三脏有关。桑螵蛸补肾助阳、固精止遗；补骨脂、菟丝子补益肝肾，《别录》载菟丝子"养肌强阴，坚筋骨，主茎中寒，精自出，溺有余沥"；芡实、莲子补肾涩精、健脾化湿；益智仁、金樱子、覆盆子益肾缩尿、固精摄溺；太子参益气健脾，大补元气；白术为补脾要药，《本草崇原》载"凡欲补脾，则用白术，凡欲运脾，则用苍术"。纳差则苍术、白术合用其效更佳；麻黄入肺与膀胱经，其性辛温，能通阳化气，而有助气化、固膀胱的作用，且能宣降肺气、通调水道，使膀胱气化得以恢复，开合有度，而遗尿自止。诸药合用，共奏补肾助阳、健脾宣肺、缩尿止遗之效。该方标本兼顾，通过调理肺、脾、肾三脏功能使水液代谢趋于正常。

● **补中遗尿汤**

【应用】遗尿，证属中气虚陷者。症见饮食减少，体倦肢软，少气懒言，食欲不振，面色萎黄，自汗，大便稀溏，舌淡，苔薄白，脉虚。

【辨析】本方以补中益气汤合升陷汤化裁，由黄芪、白术、升麻、柴胡、桔梗、陈皮、补骨脂、乌药、芡实、莲子、益智仁、金樱子等组成。"治水必治气"，方中黄芪味甘微温，入脾肺经，补中益气、升阳固表；白术健脾补气，有助于增强黄芪的益气固表，扶正祛邪之功；升麻、柴胡升阳举陷，以升提下陷之中气，柴胡为少阳之药，能引大气之陷者自左上升；升麻为阳明之药，能引大气之陷者自右上升；桔梗引药上行，宣肺利气；陈皮理气和胃，使诸药补而不滞；补骨脂、乌药温补脾肾、固精缩尿；芡实、莲子均甘涩平，皆能补脾益肾；益智仁温固下元，以上三药补益之中兼有收涩、缩尿、止遗之性；金樱子味酸而涩，固敛之功更甚。诸药合用以健脾胃、补中益气、填精补肾，中气足、清阳升，则气机调达；水液化生，固摄有权，则无遗溺之虑。

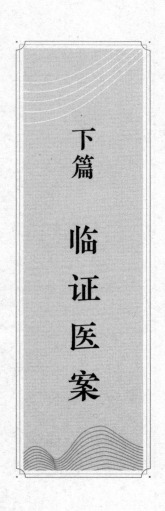

下篇　临证医案

第一节

肺 系 疾 病

~ ❧ ~

一、感冒

（一）桑菊银翘散治感冒（风热表证）

陈某，女，3 岁。2020 年 4 月 21 日初诊。

【主诉】鼻塞 7 日。

【现病史】鼻塞，晨起和夜间重，始清涕，后黄浊涕，偶喷嚏，咳嗽咳痰，痰色黄质稠，不易咳出，纳食可，睡眠欠佳，易惊醒哭闹，偶打鼾，大便每日一解，小便偏黄。舌质红，舌苔薄黄。

【诊断】感冒（风热表证）。

【治法】疏风清热，宣肺解表。

【处方】桑菊银翘散加减。

桑叶 10 g	菊花 10 g	金银花 10 g	连翘 6 g	芦根 10 g
淡竹叶 5 g	桔梗 6 g	苍耳子 10 g	生薏苡仁 10 g	板蓝根 15 g
葛根 10 g	炒蒺藜 10 g	甘草 5 g		

水煎服，每剂分 2 日服，共 6 剂。

【按】根据小儿生理特点，中医认为小儿感冒后表邪极易化热入里，元末著名儿科医家曾世荣的《活幼心书·诀证诗赋·小儿专科赋》中有"伤风清涕交流，初传在肺"，指出伤风的最初病位是在肺，鼻为肺之窍，故宜宣肺通窍。本案患儿主症为鼻塞、流黄浊涕、咳痰黄稠，且舌红苔薄黄，既有感冒的表证，又有内热的症状，辨证为风热感冒。方选桑菊银翘散加减。桑叶、菊花等疏散风热；金银花、连翘既有辛凉透邪清热之效，又有芳香辟秽解毒之功；竹叶、芦根甘寒生津，清热止渴；桔梗、苍耳子宣肺化痰，疏风止咳通鼻窍以缓解鼻塞症状，全方共奏疏风清热、宣肺解表之功。

笔者临证以轻清宣肺之品解表通鼻窍,以清、宣、通、利为法治疗外感鼻塞,常有卓效。1 周后电话随访,药未尽服而病已愈。

(二) 香芩解热方治高热(湿热郁表证)

苏某,男,5 岁。2019 年 5 月 28 日初诊。

【主诉】发热 4 日。

【现病史】患儿 4 日前出现发热,热峰 40.4℃,伴寒战,无惊厥、抽搐,口服"布洛芬混悬液"后热可暂退,3～4 小时热复,偶咳嗽,有痰,无鼻塞、流涕,时感腹痛,腹胀、脐周为甚,咽痛,头疼头晕,乏力,纳差,眠欠安,大便干难解,2 日未解,小便黄。舌质红,苔白腻,脉数。

【诊断】感冒高热(湿热郁表证)。

【治法】清热化湿,解表退热。

【处方】香芩解热方加减。

藿香 10g	连翘 10g	炒黄芩 10g	石膏 20g先煎	柴胡 10g
青蒿 10g	法半夏 10g	青黛 5g包煎	炒莱菔子 10g	薏苡仁 10g
丝牛蒡子 10g	射干 10g	前胡 10g	白前 10g	甘草 5g

水煎服,每剂分 2 日服,共 6 剂。

随诊,服药 2 剂后患儿未再发热。

按 感冒是儿科常见疾病,发热是机体正气与病邪相争的表现。因小儿为"纯阳"之体,感邪后易从火化,感冒以实证、热证居多,如兼夹肝经实热和食滞内阻,则常表现为表里同病。其发病特点是:起病急、病程短、热势高、传变快,其发病与小儿饮食不能自节、湿热之邪侵袭密切相关。小儿肝常有余,邪热不解,易致热盛风动,若高热不退,可引发神昏抽搐,变生多种疾病的风险,严重影响小儿健康。因此,体温正常与否是家长普遍关心和关注的问题。

笔者多年临证发现,小儿感冒发热多见湿热征象,故在清热解表同时兼用祛湿之品,正如叶天士所言:"湿与热不相搏,势必孤矣。"鉴此,遵《外感温热篇》中"透风于热外,渗湿于热下"的宗旨,采用清热、疏风、解毒诸法并施,方选香芩解热方。藿香味辛、性温而不燥热,气芳香可醒脾化浊,脾健运则湿浊自化;柴胡味苦、辛能发散,性微寒能清热,疏达升发少阳清气以调和肝胆二经;黄芩味苦性寒,苦寒清热燥湿,尤其善清泄中上焦湿热及肺火;连翘味苦,微寒,善清宣透热,味苦能入心,多用于热入心包之高热烦躁;藿香与柴胡配伍具有疏表退热化湿之功,使湿热之邪转透达于机表,降温快且持续时间长,与苦温燥湿之黄芩相合,辛开苦降、调畅气机,使湿邪或痰饮得以运化;诸药与连翘相伍,增强清宣、透热、解毒之功;青蒿清暑化湿热,生石膏清热泻火,青黛清热解毒、凉血利咽;前胡、白前疏风清热;牛蒡子清热利咽;射干能清热、解毒、止渴,法半夏化痰散结;薏苡仁渗湿健脾、清热排脓,莱菔子消湿、化痰、行气;白豆蔻行气健胃兼矫味;甘草调和诸药。此方组方严谨,配伍精妙。1周后电话随访,药未尽服而病已愈。

(三)银翘白虎汤治高热、咽痛(实热证)

周某,女,6岁,2020年5月26日初诊。

【主诉】高热、咽痛2日。

【现病史】打喷嚏、流涕、鼻塞2日,1周来鼻衄3次,偶咳嗽,无咽痒咽痛,纳眠尚可,盗汗甚,头背部明显,大便干结难解,每日一解,小便可,咽红,苔薄黄。

【诊断】高热、咽痛(实热证)。

【治法】祛风散寒,清泄里热。

【处方】银翘白虎汤加减。

金银花10g	连翘5g	牛蒡子10g	石膏20g_{先煎}	知母10g
荆芥10g	桔梗10g	马勃10g	防风10g	刺蒺藜10g
白茅根10g	青黛5g_{包煎}	白豆蔻5g	前胡10g	生甘草5g

水煎服,每剂分2日服,共6剂。

按 患儿打喷嚏、流涕、鼻塞乃外感表证,同时兼见鼻衄、大便干结等里热症状,可知内有实热。方选银翘白虎汤轻清解表,清热生津。金银花、连翘、荆芥、牛蒡子辛凉、辛温并用以疏邪解表;生石膏清泻内热;知母助石膏清解肺胃之热,且滋阴润燥,缓解津伤之症。《医方考》:"石膏大寒,用之以清胃;知母味厚,用之以生津;大寒之性行,恐伤胃气,故用甘草、粳米以养胃。"桔梗、射干宣肺利咽;刺蒺藜、前胡、防风疏风散邪;白茅根清热生津;白豆蔻矫味;甘草一护胃气,二和诸药。凡伤寒化热内传阳明之经,温病邪传气分,皆可出现此证。里热炽盛,热蒸外越,故汗出;邪未离表,不可过度发汗;里热炽盛,尚未致腑实便秘,又不宜攻下;热盛伤津,又不能苦寒直折,免致伤津化燥,愈伤其阴,故以轻宣解表,清热生津为法。1周后电话随访,服药后愈。

(四)银翘解毒汤治疱疹性咽峡炎(外感风热证)

傅某,女,7岁,2020年10月13日初诊。

【主诉】咽痛2日。

【现病史】咽痛,伴发热,热势不高,热峰38℃,未予处理,自行降至正常。来诊时无发热、咽痛、鼻塞,无咳嗽、流涕,精神佳。纳眠可,大便偏干,2日一解,小便正常。舌红,苔黄,脉数。查体:咽后壁充血,双侧扁桃体未见肿大,无脓性分泌物,咽腭弓可见多个大小不等的疱疹,周围有红晕。双肺呼吸音清,未闻及干湿啰音。

【诊断】疱疹性咽峡炎(外感风热证)。

【治法】疏风清热,解毒利咽。

【处方】银翘解毒汤加减。

金银花 10 g	连翘 10 g	射干 10 g	板蓝根 10 g	桔梗 10 g
苍耳子 10 g	荆芥 10 g	薄荷 5 g 后下	芦根 15 g	天花粉 15 g
鱼腥草 6 g	玄参 10 g	牛蒡子 10 g	白豆蔻 10 g	生甘草 5 g

水煎服,每剂分 2 日服,共 6 剂。

按 疱疹性咽峡炎属儿科常见急性感染性疾病,以咽峡部疱疹为特征,以咽痛为主要症状,年幼儿多表现为拒食、流涎、哭闹,且常伴发热,属于中医学"喉痹""口疮""温病"等范畴,本案患儿初起症状为咽痛、发热,刻下仍有咽痛、鼻塞、便干,舌红苔黄等症,辨证为外感风热证,治以疏风清热、解毒利咽为主,方以银翘解毒汤加减。金银花、连翘疏散风热、清热解毒,共为君药;射干、板蓝根清热解毒利咽;桔梗"散结滞而消肿硬,化凝郁而排脓血,疗咽痛如神"(《长沙药解》);苍耳子、薄荷疏风通窍;荆芥疏风解表,合金银花、连翘可利咽喉;芦根、天花粉清热生津,鱼腥草清热解毒消痈;玄参、牛蒡子合用可利咽散肿,兼润肠通便;白豆蔻矫味调味;生甘草清热解毒,兼调和诸药。笔者认为临床治疗本病之时需注意清热与解毒同用,若单纯解表清热而不解毒,恐毒不解而内传,变生他病。2 个月后患儿因"便秘"再次来诊,诉服药 4 剂后诸症皆平。

二、咳嗽

(一)麻杏止嗽散治咳嗽(风寒犯肺证)

潘某,女,5 岁。2020 年 11 月 10 日初诊。

【主诉】咳嗽 4 日。

【现病史】咳嗽,夜间咳甚,活动后加剧,喉中有痰,伴鼻塞,流清浊涕,晨起喷嚏,恶风,纳少挑食,眠欠安,打鼾,大便可,2～3 日一解,小便黄。舌红,苔薄白。

【诊断】咳嗽(风寒犯肺证)。

【治法】疏风宣肺止咳。

【处方】麻杏止嗽散加减。

| 蜜麻黄 6 g | 杏仁 10 g | 炙紫菀 10 g | 百部 10 g | 白前 10 g |

刺蒺藜 10 g　　苍耳子 10 g　　青黛 10 g包煎　　丝瓜络 5 g　　鱼腥草 10 g

薏苡仁 10 g　　通草 5 g　　　荆芥 10 g　　　炒黄芩 10 g　　生甘草 5 g

水煎服,每剂分 2 日服,共 6 剂。

按　患儿以咳嗽为主症,伴有鼻塞、流涕、喷嚏、恶风等外感症状,病在咳嗽初期,肺失清宣,治宜疏风宣肺止咳,方选麻杏止嗽散加味。麻黄疏风宣肺止咳,杏仁降气止咳,二药相配,宣降相因,以顺肺气宣降之生理特性,为治咳嗽之要药;刺蒺藜疏风清热;苍耳子祛风通窍;丝瓜络通经活络、清热化痰,配合鱼腥草化痰清热,青黛清泻肺热、消痰止嗽,三药合用防止热邪入里,炼液为痰;薏苡仁、通草清热利湿,使热从小便而去。止嗽散出自程钟龄《医学心悟》,该方“温润和平,不寒不热,既无攻击过当之虞,大有启门驱贼之势,是以客邪易散,肺气安宁”,是治小儿外感咳嗽的平稳之剂,为临证最常用之基础方,合以麻杏常能收效显著。1 周后电话随访,患儿服药后愈。

(二) 麻杏泻白散治咳嗽(痰热壅肺证)

赵某,男,7 岁。2021 年 12 月 8 日来诊。

【主诉】咳嗽 6 日。

【现病史】患儿昼夜咳嗽,呈连声咳嗽,咳声不畅,痰多色黄质稠,咽痛,声嘶,遇风喷嚏,鼻塞,无发热,纳少,眠欠安,喜翻身踢被,偶打鼾,二便调。舌红,苔黄腻,脉数。

【诊断】咳嗽(痰热壅肺证)。

【治法】清热涤痰宣肺。

【处方】麻杏泻白散加减。

炙麻绒 6 g　　生石膏 20 g先煎　　炒黄芩 10 g　　炙桑白皮 10 g　　射干 10 g

青黛 5 g包煎　　京半夏 10 g　　天花粉 10 g　　荆芥 10 g　　　前胡 10 g

白前 10 g　　炒莱菔子 15 g　　蛤壳 15 g先煎　　玄参 10 g　　　生甘草 5 g

水煎服,每剂分 2 日服,共 6 剂。

2021 年 12 月 20 日二诊　诉偶有夜间入睡后干咳,纳少,眠可,小便调,大便干结难解,舌红,苔少。

【处方】沙参麦冬汤加减。

沙参 10 g　　麦冬 10 g　　　生地黄 10 g　　玄参 10 g　　　火麻仁 15 g

郁李仁 15 g　　瓜蒌仁 15 g　　冲桃仁 10 g　　天花粉 15 g　　玉竹 10 g

知母 10 g　　炒鸡内金 10 g　　炒莱菔子 10 g　枳实 10 g　　　甘草 5 g

水煎服,每剂分 2 日服,共 6 剂。

以后方服 2 剂后诸症皆除。

按 患儿主症为咳嗽,痰多色黄质稠,为痰热咳嗽,此证在极期最为常见,系肺热炽盛,炼液成痰,闭阻气道所致,故以麻杏石甘汤合泻白散为基础方清热涤痰宣肺。麻黄辛温,宣肺止咳;石膏辛甘、大寒,清泻肺热兼透热生津;麻黄以宣肺为主,石膏以清肺为主,二药相互制约,麻黄不因辛温太过而助热,石膏不因太寒而伤中,二药合用,共为君药。石膏、麻黄的比例在本方尤为重要,石膏用量至少为麻黄的 2 倍。黄芩清上焦热,合桑白皮清泻肺热。《长沙药解》载天花粉:"味甘、微苦、微寒,入手太阴肺经,清肺生津,止咳润燥,舒痉病之挛急,解渴家之淋癃。"热盛伤津,予天花粉清肺生津,润燥止咳;炒莱菔子味辛甘、性平,归脾、胃、肺经,能升能降,具有消食导滞、降气化痰的功效。朱震亨认为莱菔子治痰,有推墙倒壁之功,《医学衷中参西录》谓莱菔子顺气开郁、消胀除满,与蛤壳合用降气化痰功著,还可消滞;玄参清热养阴,可防热邪伤阴,还可清利咽喉;诸药合用,使热泻痰清,气机宣畅。二诊时患儿病程逾半月,咳嗽反复不已,久咳伤及肺阴,故予沙参麦冬汤养阴润肺止咳,方中沙参、麦冬、生地黄、玄参清肺养阴;患儿大便难解似羊粪,予火麻仁、郁李仁、瓜蒌仁、桃仁润肠通便;平素易积食,予鸡内金、莱菔子、枳实消食化滞;天花粉、知母、玉竹三者合用,以清热润燥、养阴生津;甘草调和诸药。诸药合用,共奏养阴清肺之功,诸症得解。

(三)麻杏三仁汤治咳嗽(湿热壅肺证)

刘某,男,7 岁。2020 年 4 月 21 日初诊。

【**主诉**】咳嗽,咳痰 3 日。

【**现病史**】咳嗽、咳痰,白天活动加重,头晕,无鼻塞、浊涕,咳时咽痛,易烦躁,自汗,纳差,眠可,大便干,小便黄。舌淡红,苔白腻。

【**诊断**】咳嗽(湿热壅肺证)。

【**治法**】宣肺化湿清热。

【**处方**】麻杏三仁汤加减。

麻绒 5 g	杏仁 5 g	黄芩 10 g	薏苡仁 10 g	冬瓜仁 10 g
京半夏 10 g	化橘红 10 g	蝉蜕 5 g	木蝴蝶 5 g	紫菀 10 g
百部 10 g	芦根 15 g	炒莱菔子 10 g	生甘草 5 g	

水煎服,每剂分 2 日服,共 6 剂。

按 患儿以咳嗽、咳痰为主症,伴见头晕、流浊涕等痰湿上蒙清窍之象,以及自汗、舌红苔白腻等湿热内蕴之象,当辨为湿热壅肺证,治以宣肺化湿清热,方选麻杏三仁汤加减。麻黄开肺窍,杏仁降肺气,二者一宣一降,升降相因,以助肺气复常;

黄芩、薏苡仁清热祛湿；冬瓜仁既能润肺化痰，又能清热利水化湿；杏仁、薏苡仁、冬瓜仁即为"三仁"之指，合用可使湿邪从小便而去，予邪以出路；半夏、橘红化痰止咳；蝉蜕散风宣肺；木蝴蝶消痰定喘；紫菀、百部止咳化痰，《本草新编》谓紫菀"治久嗽"，《本草从新》谓百部"甘苦微温，能润肺温肺，治寒嗽暴嗽久嗽"；芦根清肺胃热；生甘草既可调和诸药，又可清热祛痰止咳。全方共奏宣肺化湿、止咳化痰之效。1周后随访，患儿已愈。

（四）麻杏二陈汤治咳嗽（痰湿蕴肺证）

王某，女，2岁。2021年3月17日初诊。

【主诉】咳嗽、咳痰2周。

【现病史】咳嗽有痰2周，昼夜均咳嗽，流浊涕，无鼻塞，无发热，口干口苦，欲饮水，纳眠可，二便调。舌质紫暗，苔白厚腻。

【诊断】咳嗽（痰湿蕴肺证）。

【治法】化痰祛湿宣肺。

【处方】麻杏二陈汤加减。

麻绒5g	杏仁5g	黄芩10g	法半夏10g	桑白皮10g
炒莱菔子10g	蝉蜕5g	蜜紫菀10g	蜜百部10g	仙鹤草10g
板蓝根10g	苍耳子10g	芦根10g	木蝴蝶5g	甘草5g

水煎服，每剂分2日服，共3剂。

按 患儿咳嗽、咳痰已有2周，且昼夜皆咳，流浊涕，可见痰湿内盛，多由脾湿生痰，上渍于肺，壅遏肺气所致，根据患儿舌质紫暗、苔白厚腻之症，可辨为痰湿蕴肺证，方选麻杏二陈汤加减。麻黄宣泄，杏仁沉降，二药同用，有宣有降，相反相成；痰由湿生，湿去则痰消，故以苦寒之黄芩燥湿，以温燥之半夏燥湿化痰；辅以莱菔子理气化痰，使气顺而痰降，气化则痰亦化；桑白皮利水平喘；蝉蜕、苍耳子散邪宣肺；紫菀、百部、木蝴蝶止咳化痰；仙鹤草收敛止咳；板蓝根、芦根清热；中不和则痰涎聚，以甘草和中补土也。1周后随访，咳嗽已止。

（五）桑杏沙麦汤治咳嗽（阴虚肺燥证）

杨某，女，4岁。2020年10月23日初诊。

【主诉】反复咳嗽2个月。

【现病史】咳嗽，夜间甚，活动后咳剧欲吐，咳少量白色黏痰，鼻塞，流浊涕，纳可，眠欠安，盗汗，手足心热，大便干，每日一解，小便黄。舌红苔少，脉细数。

【诊断】咳嗽（阴虚肺燥证）。

【治法】养阴润燥止咳。

【处方】桑杏沙麦汤加减。

桑叶 10g　　冲杏仁 10g　　北沙参 10g　　麦冬 10g　　五味子 5g

仙鹤草 10g　蜜紫菀 10g　蜜百部 10g　京半夏 10g　化橘红 10g

炒黄芩 10g　苍耳子 10g　蝉蜕 5g　　　木蝴蝶 5g　　生甘草 5g

水煎服,每剂分 2 日服,共 6 剂。

2020 年 11 月 4 日二诊　服药后咳嗽明显减少,两日前外出玩耍,今晨晨起咳剧,喉间有痰,鼻塞,流浊涕,打喷嚏,无发热,纳可,眠欠安,喜俯卧,盗汗,头部尤甚,大便干结,小便黄。舌红,苔黄腻,脉数。

【处方】麻杏三仁汤加减。

炙麻绒 6g　　冲杏仁 10g　炒黄芩 10g　芦根 15g　　　瓜蒌仁 10g

薏苡仁 10g　桑叶 10g　　苍耳子 10g　炙紫菀 10g　　百部 10g

仙鹤草 10g　京半夏 10g　化橘红 10g　炒莱菔子 15g　生甘草 5g

水煎服,每剂分 2 日服,共 6 剂。

按　此案患儿病程逾两个月,以咳嗽反复不已,夜咳甚,盗汗,手足心热为主症,为阴虚燥咳,治宜养阴润燥止咳,方选桑杏沙麦汤加减。桑叶、杏仁润燥止咳,而沙参麦冬汤出自吴鞠通《温病条辨》,具有甘寒生津、清养肺胃之功效,沙参、麦冬清热润肺养阴,为君药;《素问·标本病传论》云"谨察间甚,以意调之,间者并行,甚者独行",治法当攻补兼施,祛邪兼以扶正,俾邪去正可安。患儿鼻塞流涕,为表证未解之象,予苍耳子、蝉蜕、木蝴蝶,疏风宣肺通鼻窍。诸药合用,养其阴且润其燥,咳嗽症减。后因患儿久病未瘥,脾伤易生痰湿,外出游玩又遭外邪侵袭,化热入里湿热相合,以致出现小便黄、大便干、舌质红、苔黄腻且脉数等症,治宜宣肺利湿,予麻杏三仁汤加味。湿宜宣化,故以麻黄为君宣散湿邪,诚如《本草正义》所言"麻黄轻清上浮,专疏肺邪,宣泄气机……虽曰解表,实为开肺,虽曰散寒,实为泄邪";瓜蒌仁、薏苡仁清肺化湿;京半夏、化橘红健脾化痰;诸药合用,使热清痰化,肺气宣降得复,诸症自平。笔者临证发现但凡患儿出现咽干、口渴、干咳少痰或无痰、大便秘结、手足心热、舌红苔少等症状,以沙参麦冬汤为基础方加减治疗,皆可取效。随访,诉服 6 剂后诸症皆平。

三、哮喘

(一)麻杏苏葶汤治哮喘发作期(痰热壅肺证)

茶某,男,10 岁。2020 年 8 月 25 日初诊。

【主诉】反复气短喘促2月余。

【现病史】患儿1年前无明显诱因出现气短喘促,至昆明某医院就诊,完善相关检查后诊断为"支气管哮喘",经治疗后症状缓解。2个月前无明显诱因再次出现气短喘促,以遇风、情绪激动及活动后发作为主。患儿来诊时稍喘,喉间痰鸣,三凹征阳性,无咳嗽、发热等。纳差,眠欠佳,喜翻身踢被,大便可,2~3日一解,小便黄。舌红,苔黄腻,脉滑数。

【诊断】哮喘发作期(痰热壅肺证)。

【治法】清热化痰,降气平喘。

【处方】麻杏苏葶汤加减。

炙麻黄10g	杏仁15g	紫苏子15g	葶苈子15g包煎	炒黄芩10g
射干15g	瓜蒌皮15g	炒莱菔子15g	蜜紫菀15g	百部15g
炙枇杷叶15g	炙远志15g	茯苓15g	丹参15g	甘草10g

水煎服,每剂分2日服,共10剂。

2020年9月15日二诊 服药10剂后,患儿家属诉喘促症状未再出现。欲继续调理。近来纳差,眠可,大便可,2~3日一解,小便黄。

【处方】四君二陈汤加减。

太子参15g	麸炒白术15g	茯苓15g	法半夏10g	陈皮15g
芡实15g	炙远志15g	炒莱菔子15g	紫苏子15g	山药15g
桔梗15g	盐车前子15g包煎	葶苈子15g包煎	白果10g	甘草10g

水煎服,每剂分2日服,共6剂。

按 哮喘临证时常分发作期、慢性持续期和缓解期进行论治。痰为哮喘之夙根,在哮喘发作期的治疗中化痰尤为重要。由于小儿体质特点及昆明地区气候特点,小儿哮喘发作期以痰热证为多,临床以麻杏苏葶汤加减治疗效果显著。本案患儿即为哮喘发作期热引伏痰,痰热交结,阻塞气道而喘促发作。治以清热化痰,降气平喘,方选麻杏苏葶汤加减。炙麻黄辛散而微兼苦降之性,归肺、膀胱经,可外开皮毛的郁闭,以使肺气宣畅,内降上逆之气,以复肺司肃降之常,善平喘;杏仁味苦,降利肺气而平喘咳,与麻黄相配则宣降相因;紫苏子、葶苈子泻肺化痰平喘;炒黄芩清泻肺热;射干利咽;瓜蒌皮利气宽胸,且可化痰;紫菀甘润苦泄,性温而不热,质润而不燥,长于润肺下气,开肺郁,化痰浊;百部甘润苦降,微温不燥,归肺经,功专润肺止咳;枇杷叶清肺化痰、下气止咳;茯苓健脾和中,以绝生痰之源;小儿"心常有余",易心火亢盛,夜卧不宁,以炙远志、丹参宁心安神,且丹参可活血化瘀,正合《血证论》所言"若肺实气塞者,不须再补其肺,但去其瘀,使气不阻塞,斯得生矣";患儿纳食欠佳,予莱菔子消食和胃,兼可化痰;甘草性味甘平,具有清热解毒、调和诸药之功。全方合用,痰热并治,咳止喘平。二诊时患儿喘促症状未再发作,予四君二陈汤加味健脾化痰,以杜生痰之源,无痰则喘难作矣。半年后随访,诉患儿服药后未再出现喘促症状。

(二)七味都气丸治哮喘缓解期(肺肾阴虚证)

龚某,男,6岁。2021年6月11日初诊。

【主诉】反复发作支气管哮喘2年。

【现病史】患儿家属诉患儿于2年前诊断为"支气管哮喘",长期激素雾化治疗,症状控制良好,偶有剧烈活动后喘促,休息后可缓解,欲调理身体。现无喘促,偶感乏力,稍动汗出甚,无发热及咳嗽等不适。纳眠可,大便先干后稀,2日一解,小便调。舌红,苔薄,脉细数。

【诊断】哮喘缓解期(肺肾阴虚证)。

【治法】滋阴补肾,纳气平喘。

【处方】七味都气丸加减。

麦冬 10g	沙参 10g	五味子 5g	茯苓 15g	山茱萸 5g
太子参 15g	芡实 15g	山药 10g	白果 5g	百合 10g
炙紫菀 10g	百部 10g	仙鹤草 10g	甘草 5g	

水煎服,每剂分2日服,共6剂。

2021年6月23日二诊 服药近半个月,剧烈活动偶有喘促,余无不适。纳欠佳,眠可,二便调。

【处方】六味地黄丸加减。

泽泻 10g	山药 10g	山茱萸 5g	生地黄 10g	石菖蒲 10g
芡实 15g	瓜蒌皮 10g	丹参 10g	桃仁 10g	五味子 5g
法半夏 10g	陈皮 10g	茯苓 10g	制远志 10g	甘草 5g

水煎服,每剂分2日服,共6剂。

按 本案患儿病史已有两年,长期使用激素治疗,而小儿又有"阴常不足""脾常不足、肾常虚"的生理特点,根据患儿活动后喘促,稍动汗出,舌红脉细数等症状,可知此为久病之后肺肾阴虚,肾不纳气,故而治疗方选七味都气丸加减。考虑到病久肺阴已伤,以沙参、麦冬养肺胃之阴;茯苓、太子参、山药益气健脾,寓"培土生金"之意;山茱萸补益肝肾;五味子、芡实固表止汗;炙紫菀、百部、仙鹤草三药合用,可达补虚润肺、降气消痰之功。诸药合用,共奏滋阴补肾、纳气平喘之功。二诊时患儿病情好转,津伤已愈,故易沙参、麦冬为泽泻、生地黄,以全六味地黄丸滋阴补肾之功。另外,喘证后期病久入络,不忘活血,故加丹参、桃仁活血化瘀,以除瘀滞。

七味都气丸又名都气丸,出自《症因脉治》,由六味地黄丸加五味子而成,其功效为滋阴补肾纳气。典籍有云"肺为气之主,肾为气之根""肺司呼吸,肾主纳气",肾有摄纳肺气以助肺司呼吸的功能。哮喘本质为本虚标实之证,初诊阴虚有热,在七味都气丸基础上加入沙参、麦冬滋阴生津,二诊标症已除,故以六味地黄丸滋补先天,助肾纳气,并以少量活血之品消除瘀滞,同时不忘健脾化痰,体现了"审证求因,治病求本"的中医思想。半年后随访,诉服药后哮喘未再发作。

(三) 麻杏异功散治哮喘缓解期(痰饮伏肺证)

田某,女,5 岁。2020 年 1 月 17 日初诊。

【主诉】反复咳嗽 4 个月。

【现病史】患儿曾至重庆某医院就诊,诊断为"咳嗽变异性哮喘",受凉、运动及哭后加剧,现偶咳嗽,晨起、运动后加重,时伴有喘息,鼻塞,流清涕,纳差,眠欠安,大便量少,2 日一解,小便可。舌淡,苔薄白。

【诊断】哮喘缓解期(痰饮伏肺证)。

【治法】健脾化痰,止咳平喘。

【处方】麻杏异功散加减。

炙麻绒 5 g	杏仁 10 g	京半夏 10 g	化橘红 10 g	炒莱菔子 10 g
桃仁 10 g	茯苓 10 g	白术 10 g	陈皮 10 g	紫菀 10 g
百部 10 g	仙鹤草 10 g	生甘草 5 g		

水煎服,每剂分 2 日服,共 6 剂。

2020 年 1 月 29 日二诊 咳嗽减轻,发作次数减少,纳食量稍增,效不更方,续服 10 剂。

按 患儿咳嗽变异性哮喘反复发作,常在晨起、受凉等情况下发作,可知其正气不足,卫外功能偏弱。中医学认为"伏痰"是哮喘发作的主要病理因素,由于"脾为生痰之源,肺为贮痰之器",因此治以培土生金之法,从根源上消除痰的产生,有利于控制哮喘的发作。方选麻杏异功散加减。麻黄宣肺平喘,杏仁降气止咳,一宣一降以顺肺之特性;加之紫菀辛散苦降,化痰止咳;百部甘润而平,润肺止咳,二药合用,有降气祛痰、润肺止咳之效,此四药用以治标;异功散中人参易为炒莱菔子,降气化痰;茯苓、白术健脾燥湿;半夏、化橘红理气燥湿化痰,此六药用以治本;久咳伤络,以桃仁肃降肺气,兼能活血化瘀;仙鹤草补虚敛肺;甘草调和诸药。诸药合用,则标本兼顾,二诊症已大减,守方续服,巩固疗效。

四、鼻鼽

（一）麻杏泻白散治鼻鼽（肺经郁热证）

甘某，男，4 岁。2021 年 10 月 20 日初诊。

【主诉】鼻塞、流涕 4 日。

【现病史】患儿频繁喷嚏，鼻塞，流浊涕，鼻痒，偶有咳嗽，喉中有痰，既往有"过敏性鼻炎"病史，每年 10 月份易发作。纳可，眠欠安，二便调。舌红，苔白，脉数。

【诊断】鼻鼽（肺经郁热证）。

【治法】宣肺通窍。

【处方】麻杏泻白散加减。

炙麻绒 5 g	炙桑白皮 10 g	炙紫菀 10 g	炒黄芩 10 g	炒莱菔子 10 g
京半夏 10 g	仙鹤草 10 g	地骨皮 10 g	木蝴蝶 5 g	白鲜皮 10 g
丝瓜络 10 g	炒苍耳子 6 g	桃仁 10 g	辛夷 10 g	生甘草 5 g

水煎服，每剂分 2 日服，共 6 剂。

按　小儿系"纯阳之体"，外邪侵袭后易化热化火，正如刘完素所说"热极怫郁"，火热也是引起鼻鼽的原因之一。《素问玄机原病式》曰："嚏，鼻中因痒而气喷作于声也。鼻为肺窍，痒为火化。心火热邪，干于阳明，发于鼻而痒，则嚏也。"《景岳全书·卷二十七·鼻证》中亦指出："鼻涕多者多由于火，故曰肺热甚则鼻涕出。"《奇效良方·卷五十九》曰："鼻塞与痒者，热客阳明胃之经也，鼽嚏者，热客太阴肺之经也。"肺经素有邪热，外感风邪，两阳相合，肺经郁热，宣肃失职，火热上炎，鼻窍不利，津液为热邪所灼，故鼻塞、流浊涕、鼻痒、喷嚏频作，治宜清热宣肺通窍，方选麻杏泻白散加减。麻黄味苦、辛，性温，归肺、膀胱经，宣肺开窍用为君药，黄元御谓其"入肺家而行气分，开毛孔而达皮部，善泻卫郁，专发寒邪，为辛温解表之峻剂，发汗力强"，《滇南本草》谓其"治鼻窍闭塞不通、香臭不闻，肺寒咳嗽"；桑白皮甘寒降泄，主入肺经，善清泻肺中之热邪，长于治疗肺有伏火郁热，兼能泻肺中水气，凡肺中火热或水气为患，均可治之，元医罗天益言其"泻肺中伏火而补正气，泻邪所以补正也"；地骨皮甘寒，直入阴分而泻肺中深伏之火，与桑白皮、黄芩、白鲜皮、木蝴蝶、芦根合用则肺火可清；紫菀入肺经，其性温润，能润肺化痰止嗽；莱菔子、降气化痰；仙鹤草收敛补虚；丝瓜络、辛夷、炒苍耳子祛风通窍；桃仁活血；甘草为使。诸药合用，则肺热得清，鼻窍得通。3 个月后随访，诉服药后诸症皆平。

(二)桑菊银翘散治鼻鼽(温燥证)

龙某,女,2岁。2022年11月3日初诊。

【主诉】鼻塞、喷嚏10日。

【现病史】患儿鼻塞,流少量白色黏涕,打喷嚏,鼻痒,喜揉鼻,偶有鼻衄,盗汗,头枕部尤甚。既往有"湿疹"及"过敏性鼻炎"病史,每年至秋冬季即发作。纳可,眠欠安,易惊醒哭闹,大便干,每日一解,小便黄,舌红,苔黄,少津。

【诊断】鼻鼽(温燥证)。

【治法】辛凉润肺,生津通窍。

【处方】桑菊银翘散加减。

桑叶10g	菊花10g	牛蒡子10g	芦根15g	薏苡仁10g
炒枳实10g	淡竹叶5g	金银花10g	桔梗10g	板蓝根10g
连翘5g	丝瓜络10g	苍耳子10g	防风10g	甘草5g

水煎服,每剂分2日服,共3剂。

2022年11月9日二诊 现流清涕,夜间鼻塞,偶咳嗽,夜间明显,纳可,眠欠安,易惊醒哭闹,打鼾,盗汗,头枕部尤甚,大便偏干,2日一解。小便黄,舌红苔黄。

【处方】桑菊银翘散加减。

桑叶10g	菊花10g	金银花10g	连翘5g	防风10g
桔梗10g	苍耳子10g	薄荷5g后下	通草5g	鱼腥草10g
板蓝根10g	前胡10g	白前10g	芦根15g	甘草5g

水煎服,每剂分2日服,共6剂。随访,诉服药后愈。

按 患儿主症为鼻塞、打喷嚏、鼻痒,为外感风邪之象,加之白涕量少,偶有鼻衄,舌红苔黄少津,当辨为风燥伤肺证,该证型为昆明地区常见鼻炎证型。昆明常年多晴少雨、气候干燥,故易见风燥袭肺,肺阴受损,津液不能上润肺窍,导致鼻窍不利,而见鼻塞,喷嚏,涕液不多。《素问·气交变大论》曰:"岁木不及,燥乃大行……上胜肺金,白气乃屈,其谷不成,咳而鼽。"治以辛凉润肺、生津通窍为主,方选银翘散加减。桑叶蜜炙疏风润燥为君;菊花、牛蒡子疏风清热;芦根清热生津润燥;丝瓜络、苍耳子合用疏风通窍;患儿夜间睡眠不安,易惊醒哭闹,为热盛心烦所致,《本草经集注》载"连翘苦寒,虽泻六经,而心经为最",连翘配合淡竹叶清心除烦。诸药合用,辛凉润肺,生津通窍。二诊时患儿病情虽明显好转,但仍流清涕,夜间鼻塞,因此去牛蒡子、薏苡仁、枳实、淡竹叶、丝瓜络,改用薄荷、前胡、白前疏风散邪,通草、鱼腥草清热通利而不伤阴,使邪去窍通不伤正。

（三）藿香苇茎汤治鼻鼽（痰瘀阻窍证）

李某，男，7岁。2020年3月20日初诊。

【主诉】鼻塞4日。

【现病史】患儿现鼻塞，晨起觉咽部不适，时清嗓。既往有"过敏性鼻炎、腺样体肥大"病史。纳可，眠欠安，翻身踢被，打鼾，黑眼圈明显。舌质暗，苔白腻，脉细涩。

【诊断】鼻鼽（痰瘀阻窍证）。

【治法】化痰祛瘀通窍。

【处方】藿香苇茎汤加减。

藿香15g	苍耳子10g	辛夷花5g包煎	茯苓10g	炒莱菔子15g
白花蛇舌草10g	桔梗10g	薏苡仁10g	炒黄芩10g	鱼腥草10g
京半夏10g	化橘红10g	赤芍10g	僵蚕10g	丝瓜络6g
生甘草5g				

水煎服，每剂分2日服，共6剂。

2020年4月2日二诊　症减，纳可，眠欠安，打鼾，二便调。舌红，苔白腻，脉滑。

【处方】藿香苇茎汤加减。

藿香10g	土茯苓10g	连翘5g	桔梗10g	白茅根10g
苍耳子10g	辛夷花10g包煎	薏苡仁15g	炒黄芩10g	鱼腥草10g
皂角刺10g	丝瓜络10g	石菖蒲10g	桃仁10g	生甘草5g

水煎服，每剂分2日服，共6剂。随访诉服药后症状缓解。

按　痰瘀阻窍型患儿常见于过敏性鼻炎反复发作者，或是伴有腺样体肥大者。由于久病导致肺脾气虚，气虚无力推动血液运行，导致瘀血阻络，或是因小儿饮食不加节制，家长予较多高营养之品，导致小儿无力运化，酿生痰浊之邪，痰浊阻滞脉络，壅遏气血，气血不畅，渐至成瘀，痰瘀互结，阻滞鼻窍，诱发鼻炎。此案患儿既往有"过敏性鼻炎、腺样体肥大"病史，主症为鼻塞，打鼾，结合舌脉，辨为痰瘀阻窍证，治宜化痰祛瘀通窍为主，方选藿香苇茎汤加减。藿香具有温中开胃、行气止呕之功，李中梓谓其"禀清和芳烈之气，为脾肺达气要药"，既能芳香化湿，还具有开窍之功，用为君药；苍耳子、辛夷善通鼻窍，如《本草问答》曰"苍耳有芒角，得风气所生之物……入肝经散头目之风""辛夷花升散鼻孔、脑颏之寒，又以花在树梢，尖皆向上，故主升散"，二药为治疗鼻鼽之要药；茯苓、薏苡仁健脾化痰；赤芍凉血消痈；白花蛇舌草、僵蚕、连翘、丝瓜络合用，以散结消肿；莱菔子消食化痰，笔者认为儿童反复鼻炎发作，与平素肥甘厚腻，乳食积滞有关，使用炒莱菔子与炒苍耳子相配伍，既可消食消涕,还可宣通鼻窍。各药合用,共奏化痰祛瘀通窍之功。

(四) 玉屏二陈汤治鼻鼽(肺脾气虚证)

张某,男,3 岁。2022 年 6 月 2 日初诊。

【主诉】鼻塞流涕 1 周。

【现病史】患儿鼻塞,流清涕,今日活动剧烈后呕吐两次,呕吐物为痰涎,自汗,稍动则遍身汗出,无发热及咳嗽,纳少,脾气怪易激惹,眠可,二便调。舌质淡红,苔白腻。

【诊断】鼻鼽(肺脾气虚证)。

【治法】补肺健脾通窍。

【处方】玉屏二陈汤加减。

黄芪 20g	炒白术 10g	防风 10g	法半夏 10g	陈皮 10g
茯苓 10g	桑叶 10g	山茱萸 6g	芡实 10g	补骨脂 10g
煅龙骨 20g先煎	煅牡蛎 20g先煎	浮小麦 15g	芦根 15g	甘草 5g

水煎服,每剂分 2 日服,共 6 剂。

按 小儿肺脾常不足,脾虚则无力运化水谷精微,水液代谢失常,则生湿酿痰,痰湿上阻清窍而致鼻塞、流涕;同时脾虚则化气不足,导致肺气虚,进而使得肺的宣发肃降功能失常而发为本病。此案患儿主症为鼻塞,流涕,自汗,可辨为肺脾气虚之证,治宜补肺健脾通窍,方选玉屏二陈汤加减。黄芪、白术益气固表,法半夏、陈皮、茯苓健脾化痰,六药合用补肺健脾益气;防风、桑叶疏散风邪;补骨脂、山茱萸、芡实温脾补肾涩精;煅牡蛎、煅龙骨、浮小麦等收敛止汗;芦根清热除烦;甘草调和诸药。各药合用,脾得健运,肺气宣畅,鼻窍得通,疗效显著。随访,诉服药后诸症皆平。

五、鼻衄

(一) 桑菊银翘散治鼻衄(风热犯肺证)

郭某,女,9 岁。2020 年 8 月 2 日初诊。

【主诉】鼻出血 2 日。

【现病史】患儿 2 日前无明显诱因出现鼻出血,色鲜红,每日 1~2 次,量不多,能自止,多在白天发生,余未诉特殊不适。纳欠佳,眠尚可,二便正常。舌质淡红,苔薄黄,脉浮数。

【诊断】鼻衄（风热犯肺证）。

【治法】疏风清热，凉血止血。

【处方】桑菊银翘散加减。

桑叶 10 g	菊花 10 g	金银花 10 g	薄荷 10 g后下	牛蒡子 15 g
桔梗 15 g	芦根 15 g	青黛 10 g包煎	白茅根 15 g	仙鹤草 15 g
鱼腥草 10 g	通草 5 g	玄参 15 g	白豆蔻 10 g	甘草 5 g

水煎服，每剂分 2 日服，共 6 剂。

按 鼻为多气多血之窍，血脉多聚之处，加之小儿系纯阳之体，外邪侵袭后易化热化火，肺经郁热，肃降失职，肺气失宣，火热上炎，鼻窍不利，津液为热邪所灼，邪热上犯鼻窍，发为鼻衄。本案患儿舌质淡红，苔薄黄，应辨为风热犯肺证。遣方不可滥用苦寒药物，苦寒沉降之品易使火郁其内，热不得解，还会伤其脾胃，加重病情，多佐固护脾胃之品扶助正气，常选用桑菊银翘散加减以疏风清热，凉血止血。桑叶、菊花、薄荷、牛蒡子疏散风热；金银花气味芳香，既能辛凉透邪清热，又可芳香辟秽解毒；桔梗宣肃肺气、止鼻衄；芦根甘寒生津，清热止渴；青黛凉血解毒；白茅根清热凉血止血；仙鹤草收敛止血；鱼腥草、玄参清热解毒；通草清化湿热；白豆蔻温中化湿行气，防诸寒凉药伐胃，且可矫青黛之苦味。1 周后随访，诉服药后愈。

（二）泻黄清胃汤治鼻衄（胃火炽盛证）

赵某，女，5 岁。2022 年 8 月 18 日初诊。

【主诉】鼻出血 2 日。

【现病史】患儿症见鼻出血，色鲜红，量不多，偶有咳嗽，喉中痰鸣声重，时有腹痛，脐周明显，无呕吐腹泻，易激惹，纳差，眠尚可，大便偏干，每日 1~2 次，小便色偏黄。舌红，苔黄，脉数。

【诊断】鼻衄（胃火炽盛证）。

【治法】清降胃火，凉血止血。

【处方】泻黄清胃汤加减。

藿香 10 g	焦栀子 10 g	防风 10 g	石膏 20 g先煎	仙鹤草 10 g
白茅根 15 g	桑叶 10 g	菊花 10 g	芦根 15 g	炒枳实 10 g
玄参 10 g	麦冬 10 g	炒鸡内金 10 g	白豆蔻 5 g	生甘草 5 g

水煎服，每剂分 2 日服，共 6 剂。

按 结合小儿生理、病理特点，临证时发现小儿鼻衄以热证、实证居多，故治疗时以清热凉血止血为主要治法。《景岳全书》中指出："衄血之由，内热者多在阳明经，治当以清降为主。"小儿乳食不知自节，喂养不当时易食积内热，火热内生。足阳明胃经起于鼻,胃经蕴热,可循经犯鼻,迫血妄行引起鼻衄。方选泻黄清胃汤加减以清降胃火,凉血止血。石膏、栀子泻脾胃积热;防风疏散脾经伏火;白茅根清热凉血止血;仙鹤草收敛止血;桑叶、菊花疏风散热;热甚伤津耗液,加麦冬、玄参、芦根养阴清热生津;炒枳实化痰、消积通便,使热从便出;藿香、白豆蔻芳香醒脾化湿;鸡内金运脾消食;甘草泻火和中,调和诸药。1周后随访,诉服药后愈。

(三) 玉女二根汤治鼻衄(阴虚火旺证)

张某,女,6岁。2020年4月21日初诊。

【主诉】鼻衄口疮反复发作3个月。

【现病史】患儿近3个月喜揉鼻,间断鼻衄,今日鼻衄1次,平素食用饼干后易发口疮,现左上龈部口疮,疼痛,拒食流涎,纳眠可,盗汗甚,地图舌,脉细数。

【诊断】鼻衄(阴虚火旺证)。

【治法】滋阴降火,凉血止血。

【处方】玉女二根汤加减。

牛膝10 g	麦冬10 g	地黄10 g	石膏20 g先煎	知母10 g
藿香10 g	石菖蒲10 g	豆蔻10 g	芦根10 g	白茅根15 g
升麻10 g	仙鹤草10 g	天花粉10 g	青黛10 g包煎	甘草5 g

水煎服,每剂分2日服,共6剂。

按 由于小儿的鼻腔黏膜相对较薄,揉鼻易使鼻黏膜损伤,从而导致鼻衄。本案患儿鼻衄病程长,为"少阴不足,阳明有余"之证,阳明有余,胃热上攻,少阴不足,虚火上炎,既灼伤津液,又损伤血络,则见鼻衄,加之患儿盗汗甚、地图舌,当辨为阴虚火旺证,治以玉女二根汤加减滋阴降火止血。石膏辛甘、大寒,以清泄胃火;熟地黄甘温,以滋肾补阴,二药合用,清火而滋水,虚实兼顾;知母、青黛助石膏清热泻火;麦冬助熟地黄滋肾阴;藿香、石菖蒲、豆蔻化湿和中;芦根、白茅根、天花粉清热生津;升麻可散火郁;仙鹤草收敛止血;甘草清热;牛膝引血热下行,兼补肝肾,为佐使药。本方能清能补,标本兼顾,以清为主,使胃热得清,肾阴得补,则诸证自愈。

六、喑哑

(一) 桑菊银翘散治喑哑(风热证)

王某,男,4岁。2021年9月8日初诊。

【主诉】声音嘶哑10日。

【现病史】声音嘶哑,脾气怪易激惹,纳欠佳,挑食,不喜肉类,眠欠安,二便正常。舌淡红,苔薄黄,脉浮数。查体:双肺呼吸音稍粗,未闻及干湿啰音,咽红(+),扁桃体Ⅱ°肿大。

【诊断】喑哑(风热证)。

【治法】疏风清热,利咽开音。

【处方】桑菊银翘散加减。

桑叶10g	菊花10g	连翘5g	薄荷5g后下	炒牛蒡子10g
淡豆豉10g	芦根15g	淡竹叶5g	刺蒺藜10g	桔梗10g
蝉蜕5g	木蝴蝶5g	白豆蔻10g	焦神曲10g	生甘草5g

水煎服,每剂分2日服,共6剂。

按 本案患儿以声音嘶哑为主症,无咳嗽及发热,无鼻塞流涕等症,系风热外袭,肺失清肃,气机不利,邪热上犯于喉,致声门开合不利所致。治宜疏风清热,利咽开音,方选桑菊银翘散加减。桑叶、菊花、连翘疏散风热;薄荷、炒牛蒡子疏散风热、解毒利咽;桔梗、蝉蜕、木蝴蝶利咽开音;芦根、淡竹叶甘寒生津,清热止渴;白豆蔻温中行气化湿;神曲消食和胃,固护脾胃,防止脾胃受损、痰湿内生,使病邪缠绵难去。1周后随访,诉患儿已愈。

(二)麻杏二陈汤治喑哑(痰湿证)

张某,男,6岁。2021年3月28日初诊。

【主诉】声音嘶哑1日。

【现病史】声音嘶哑,偶咳嗽,痰多难咯,鼻塞,流清涕,纳欠佳,眠尚可,夜间打鼾,大便干结难解,小便正常。查体:双肺呼吸音稍粗,未闻及干湿啰音,咽红(+),扁桃体Ⅰ°肿大。舌淡红,苔白厚腻,脉滑。

【诊断】喑哑(痰湿证)。

【治法】宣肺化痰,利咽开音。

【处方】麻杏二陈汤加减。

炙麻绒5g	杏仁10g	炙桑白皮10g	炒黄芩10g	京半夏10g
化橘红10g	白豆蔻5g	蝉蜕5g	木蝴蝶10g	白前10g
桔梗10g	玄参10g	白茅根10g	板蓝根10g	生甘草5g

水煎服,每剂分2日服,共6剂。

按 本案患儿以声音嘶哑为主症,伴咳嗽痰多、鼻塞流清涕,纳欠佳。小儿肌肤柔嫩,藩篱疏薄,卫外不固,易为外邪所伤;且"阳旺之躯,胃湿恒多",脾胃尚弱,喂养不当或者食物繁杂,易造成中焦失运,水湿不化,聚而生痰,痰浊水饮上犯于肺,亦能致声音嘶哑,咳嗽痰多,此系表里同病,方选麻杏二陈汤以宣肺化痰,利咽开音。炙麻绒、杏仁通宣肺气以利咽喉;桑白皮清肺消痰而降气;黄芩长于清上焦热;"脾为生痰之源,肺为储痰之器",此案小儿咳嗽痰多,将二陈汤中的陈皮、法半夏换成化橘红、京半夏以增强止咳化痰之功效;桔梗、蝉蜕、木蝴蝶利咽开音;肺与大肠相表里,用玄参清热通便,大便通则肺热解;白茅根凉血止血;板蓝根苦寒,以解毒利咽散结见长,针对咽部病灶直折其火;白豆蔻温中行气;甘草调和诸药。1周后随访,诉服药后愈。

(三) 桑菊沙麦汤治喑哑(虚火上炎证)

钱某,女,10岁。2022年3月12日初诊。

【主诉】声音嘶哑1周。

【现病史】患儿1周前因食辛辣刺激之物后出现声嘶,咽痛,吞咽时明显,咳嗽,夜间咳甚,有痰,鼻塞,流清涕,晨起眼眵多,质干,纳眠可,大便先干后稀,2日一解,小便色偏黄。舌质淡红,苔薄白,脉细数。查体:双肺呼吸音稍粗,未闻及干湿啰音。咽红,扁桃体无肿大,无脓性分泌物。

【诊断】喑哑(虚火上炎证)。

【治法】清热滋阴,利咽开音。

【处方】桑菊沙麦汤加减。

桑叶 10 g	菊花 10 g	金银花 15 g	薄荷 10 g后下	牛蒡子 15 g
桔梗 15 g	木蝴蝶 10 g	蝉蜕 10 g	白豆蔻 10 g	苍耳子 10 g
北沙参 10 g	麦冬 15 g	白芍 15 g	生甘草 5 g	

水煎服,每剂分2日服,共6剂。

按 本案患儿因食辛辣刺激之物后出现声音嘶哑、咽痛,内有郁热,外受风邪夜间咳嗽甚,鼻塞、流清涕为感受风邪所致。肺为娇脏,喜润恶燥,昆明地区昼夜温差大,气候干燥,患儿又因贪食香辣食物而诱发,久之则耗伤营阴,虚火上炎,灼伤咽喉。方选桑菊沙麦汤加减以疏风清热,养阴清肺开音。桑叶、菊花、金银花疏散风热;薄荷、牛蒡子疏散风热、解毒利咽;桔梗、蝉蜕、木蝴蝶利咽开音;苍耳子通窍止涕;白豆蔻温中行气和胃;北沙参、麦冬、白芍滋阴润肺。1周后随访,诉服药后愈。

七、乳蛾

(一) 桑菊银翘散治乳蛾(风热蕴肺证)

李某,男,2岁8个月。2020年7月19日初诊。

【主诉】发热 2 日。

【现病史】患儿昨日无明显诱因出现发热,热峰 39.0℃,无抽搐、惊厥等,口服"布洛芬混悬液"后热暂退,隔 5～6 小时再次发热。来诊时患儿体温正常,无咳嗽、鼻塞等不适。精神可,纳差,眠差,夜间易醒啼哭不止,二便调。舌红,苔微黄,指纹紫。查体:双侧扁桃体Ⅱ°肿大,充血,可见化脓点。

【诊断】乳蛾(风热蕴肺证)。

【治法】疏风清热,利咽消肿。

【处方】桑菊银翘散加减。

桑叶 10g	菊花 10g	射干 10g	板蓝根 10g	连翘 5g
金银花 10g	陈皮 10g	芦根 15g	淡竹叶 5g	桔梗 10g
丝瓜络 5g	浙贝母 10g	薏苡仁 10g	白茅根 10g	甘草 5g

水煎服,每剂分 2 日服,共 3 剂。

2020 年 7 月 24 日二诊　服药后未再发热,但夜间仍易醒啼哭。查体:双侧扁桃体未见肿大,未见化脓点。稍动汗出多,纳可,夜卧不宁,大便干难解,2 日一解,小便黄。

【处方】

桑叶 10g	菊花 10g	白芍 10g	丝瓜络 10g	薏苡仁 15g
淡竹叶 5g	灯心草 1g	炒枳实 10g	火麻仁 15g	炒麦芽 10g
炒鸡内金 10g	芦根 15g	浮小麦 10g	薄荷 5g_{后下}	甘草 5g

水煎服,每剂分 2 日服,共 6 剂。

服药 3 剂后患儿即夜眠安稳,继服 3 剂巩固。

按　本案患儿外感风热邪毒,从咽喉而入,热毒搏结于喉,治以桑菊银翘散加减疏风清热,利咽消肿。桑叶、菊花、金银花、连翘疏风散热、清热解毒;射干、板蓝根、桔梗合用以清热利咽;浙贝母、丝瓜络、薏苡仁化痰散结;陈皮健脾和中,以绝生痰之源;芦根、淡竹叶清热生津,除烦安神;甘草清热解毒,兼和诸药。二诊时患儿发热、扁桃体肿大等症已消,可继服前方,稍作加减,此时用桑叶尚可止汗,《解儿难·小儿痉病瘛病有九大纲论·暑痉》条目下载"有汗则仍用银翘散,重加桑叶"。淡竹叶、灯心草清热除烦,兼利尿,使邪从小便而出;枳实、火麻仁通便、散邪,故可 3 剂而安。

(二)甘露消毒丹治乳蛾(湿热毒蕴证)

陈某,男,6 岁。2021 年 9 月 28 日初诊。

【主诉】咽痛 5 日。

【现病史】患儿 5 日前发热 1 次，热峰 38.5 ℃，口服"布洛芬混悬液"后热退，但继出现咽痛，咳嗽偶作，易激惹。纳少，眠欠安，时磨牙，打鼾。大便稍干，小便正常。舌质红，苔黄腻，脉滑数。查体：扁桃体Ⅱ°肿大，可见黄白色脓点。

【诊断】乳蛾（湿热毒蕴证）。

【治法】清热利湿，解毒散结。

【处方】甘露消毒丹加减。

藿香 10 g	炒黄芩 10 g	连翘 5 g	石膏 20 g 先煎	射干 10 g
桔梗 10 g	薏苡仁 15 g	丝瓜络 10 g	前胡 10 g	白前 10 g
炒牛蒡子 10 g	浙贝母 10 g	炒莱菔子 10 g	石菖蒲 10 g	板蓝根 10 g
甘草 5 g				

水煎服，每剂分 2 日服，共 3 剂。

按 本案患儿感邪之后，湿热之邪蕴于肺胃，循经上越以至乳蛾肿大，化脓作腐，加之舌质红，苔黄腻，脉滑数，应辨为湿热毒蕴证，予甘露消毒丹加减以清热利湿、解毒散结。藿香芳香化湿；黄芩、连翘、生石膏、板蓝根、牛蒡子清热解毒、利咽消肿；射干"疗咽痹，消痈毒"；薏苡仁、丝瓜络、浙贝母清热利湿、化痰散结；桔梗、前胡、白前宣肺止咳；炒莱菔子消食和胃，利气化痰；石菖蒲化痰开窍；甘草清热解毒，调和诸药。1 个月后随访，诉患儿服药 3 剂后诸证皆安。

八、反复呼吸道感染

（一）玉屏解表方治反复呼吸道感染（肺脾气虚证）

高某，女，3 岁。2021 年 3 月 15 日初诊。

【主诉】反复呼吸道感染 1 年余。

【现病史】患儿平素反复易感，近 1 年来多次因"支气管肺炎"住院，午睡及夜间入睡后汗出明显，稍动即汗出。纳眠可，大便偏干，日行 1～2 次，小便可。舌红，苔白腻，脉细。

【诊断】反复呼吸道感染（肺脾气虚证）。

【治法】益气固表。

【处方】玉屏解表方加减。

黄芪 20 g	麸炒白术 10 g	防风 10 g	桑叶 10 g	浮小麦 15 g
当归 10 g	赤芍 10 g	炒牛蒡子 10 g	麻黄根 10 g	制首乌 10 g
火麻仁 15 g	玄参 10 g	麦冬 10 g	瓜蒌仁 15 g	甘草 5 g

水煎服,每剂分2日服,共6剂。

按 反复呼吸道感染是儿童的多发病及常见病,其病机以虚为主,如肺脾气虚,卫表不固,则邪气易从外侵袭机体而发病。治以玉屏解表方加减。黄芪补益肺脾之气,实卫固表;白术、防风健脾益气祛风,培土生金;桑叶、浮小麦、麻黄根止汗;玄参、麦冬养阴生津;当归、赤芍、制首乌养血;炒牛蒡子、瓜蒌仁、火麻仁、玄参润肠通便,气机通畅,邪不潜藏;甘草补脾益气,培土生金,调和诸药。玉屏风散是中医扶正固本的传统名方,该方首见于宋代张松的《究原方》,但由于原书已失传而不可考。在现存医籍中,以《丹溪心法》之卷三"自汗门"所载为最早。方中诸药合用,发挥健脾益气、补肺固表的作用,脾气旺盛,则生化有源,肺气稳固,腠理开合有度,便可"正气存内,邪不可干"。半年后随访,外感次数明显减少。

(二)百合桑菊饮治反复呼吸道感染(肺阴亏虚证)

熊某,女,4岁6个月。2020年7月19日初诊。

【主诉】反复呼吸道感染2年余。

【现病史】患儿平素易感冒,平均每月出现发热、咳嗽等症状1~2次,欲调理。现无咳嗽、发热等不适。纳可,眠欠安,易惊醒,盗汗。二便调。舌红苔少,脉细数。

【诊断】反复呼吸道感染(肺阴亏虚证)。

【治法】养阴清热。

【处方】百合桑菊饮加减。

玄参10g	麦冬10g	天花粉15g	生地黄10g	玉竹10g
五味子5g	桑叶10g	菊花10g	百合10g	淡竹叶5g
灯心草2g	白豆蔻10g	炒麦芽10g	乌梅5g	甘草5g

水煎服,每剂分2日服,共6剂。

按 小儿具有阳常有余、阴常不足的生理特点,该患儿症见眠差,易惊醒,盗汗,可知素体阴虚,内热已生,加之舌红苔少,脉细数,可辨为肺阴亏虚证,若易感受外邪,治以养阴清热,疏风散邪,方选百合桑菊饮加减。本方药性平和甘润,主入肺经,清热与养阴并举,符合小儿虽热不宜苦寒、虽虚不宜大补的特点。玄参、麦冬滋阴润肺;天花粉、生地黄、玉竹清肺润燥;乌梅、五味子敛肺养阴;桑叶、菊花疏风清热,桑叶尚有止汗之功;百合、淡竹叶、灯心草清心除烦;白豆蔻、麦芽健脾和胃,顾护中焦;甘草清热解毒,兼和诸药。半年后随访,诉患儿服药后半年未出现发热、咳嗽等症。

第二节

心 肝 系 疾 病

一、汗证

（一）玉屏止汗方治汗证（肺卫不固证）

李某，男，4岁。2021年10月23日初诊。

【主诉】自汗2个月。

【现病史】患儿素体偏弱，容易感冒，既往有"过敏性鼻炎"病史。现症见汗出较多，天气寒冷亦时有汗出，头面颈背尤甚；头发、衣服常湿透，不分寤寐，活动后尤甚。时有鼻塞，流清涕，喷嚏，形体无明显消瘦，神倦乏力，面色少华，纳欠佳，眠欠安，喜翻身，磨牙，大便稍稀，每日1~2次，小便调。舌淡红，苔薄白，脉细弱。

【诊断】汗证（肺卫不固证）。

【治法】益气固表。

【处方】玉屏止汗方加减。

黄芪6g	白术10g	防风10g	山茱萸10g	芡实10g
刺蒺藜10g	藿香10g	木蝴蝶10g	苍耳子10g	芦根10g
乌梅10g	细辛6g	白芷10g	辛夷花10g包煎	甘草5g

水煎服，每剂分2日服，共6剂。

按 汗乃人之津液，"存于阳者为津，存于阴者为液，发泄于外者为汗"。小儿脏腑娇嫩，形气未充，且为纯阳之体，故易见出汗。汗证有自汗、盗汗之分，病因可虚可实。虚者，指机体虚弱，失于敛藏，津液外泄所致；实者，指实邪瘀阻，内热煎迫所致。本案患儿体质偏虚，卫外不固，时常外感，病久伤及脾胃正气，内不能濡养脏腑，外不能充实营卫，故见"时常汗出、神倦乏力、面色少华、纳食欠佳"等症。卫表不固，风寒乘虚而入，犯及鼻窍，邪正相搏，肺气不得通调，津液停聚，鼻窍壅塞，遂致喷嚏、流清涕。治以益气固表，方选玉屏止汗方加减。黄芪补肺健脾，益气固表；白术健脾益气，加强黄芪益气固表之力，并可培土生金；佐以防风走表而散风邪；黄芪、白术以益气祛邪，且黄芪得防风固表不致留邪，防风得黄芪而不伤正，有补中寓疏，散中寓补之意；加乌梅、芡实健脾敛阴止汗；刺蒺藜、木蝴蝶疏风清肺；苍耳子、细辛、白芷、辛夷花宣通鼻窍，排脓止涕。诸药合用，使补中兼疏，散中有收，鼻窍得利，气旺表实，则汗不外泄。1个月后随访，告愈。

（二）知柏地黄丸治自汗证（脾肾阴虚证）

王某，女，12岁。2022年5月13日初诊。

【主诉】自汗、盗汗2周。

【现病史】自汗，头颈部尤甚，白日静坐时亦见汗水淋漓，每日须换衣3~4次，易疲乏，纳少，夜卧不安，盗汗，浸湿床褥，翻身踢被，偶打鼾，磨牙，大便偏干，每日一解，小便黄。舌红，苔白腻，脉细数。

【诊断】自汗证（脾肾阴虚证）。

【治法】滋阴清热，健脾敛汗。

【处方】知柏地黄丸加减。

知母10g	黄柏10g	生地黄10g	山药15g	山茱萸10g
牡丹皮10g	泽泻10g	茯苓10g	芡实10g	浮小麦15g
炒麦芽15g	瓜蒌仁10g	桑叶10g	仙鹤草10g	甘草5g

水煎服，每剂分2日服，共6剂。

按　患儿自汗与盗汗并见，症见夜卧不安、翻身踢被、纳少、易疲乏，伴有溲黄便干，舌红苔腻之象，当辨为脾肾阴虚证。其中，肾阴不足，虚火内生，阴阳失衡，腠理不固则是导致汗出的直接因素，治疗应滋阴清热，健脾敛汗，方以知柏地黄丸为基础补肾滋阴，泻火止汗；配芡实、炒麦芽健脾开胃；浮小麦、仙鹤草收敛固涩止汗；再加入膀胱经而有润燥之性的桑叶，可助止汗之功；本案患儿大便偏干，也为水液代谢失常之表现，加之瓜蒌仁润肠通便。如此补泻兼施而收功。2周后随访，告愈。

（三）当归六黄汤治汗证（阴虚火旺证）

杨某，男，7岁。2021年7月18日初诊。

【主诉】盗汗3年余。

【现病史】患儿入睡时汗出，头颈部为主，汗多可湿衣物，手足心热，口干多饮，烦躁易怒，形体瘦，食欲可，眠欠安，大便干结。舌红，苔花剥，脉细数。

【诊断】汗证（阴虚火旺证）。

【治法】滋阴清热，生津止汗。

【处方】当归六黄汤加减。

当归10g	生地黄10g	黄连5g	炒黄芩10g	黄芪15g
黄柏10g	炒白术10g	防风10g	浮小麦15g	玄参10g
麦冬10g	肉苁蓉10g	枳实10g	火麻仁15g	甘草5g

水煎服，每剂分2日服，共6剂。

2021年8月1日二诊　患儿汗出稍缓解，手足心热消失，大便干结改善，但仍烦躁不安，故以前方去黄芩、肉苁蓉、枳实，加栀子、柴胡、白芍。

【处方】当归六黄汤加减。

当归10g	生地黄10g	黄连5g	黄芪15g	黄柏10g
炒白术10g	防风10g	浮小麦15g	玄参10g	麦冬10g
火麻仁15g	炒栀子10g	柴胡10g	白芍10g	甘草5g

水煎服，每剂分2日服，共6剂。

按　《石室秘录·敛治法》曰："凡人头顶出汗，乃肾火有余而肾水不足。"肾阴亏虚，阴虚不能涵阳，阳热亢盛，使肾阴之水蒸腾向上至头面，故"但头汗出"。患儿盗汗，头汗出，伴有手足心热，烦躁易怒，形体消瘦等症状，应辨为阴虚火旺证，治以滋阴清热、生津止汗，予当归六黄汤加减。当归养血增液，血充则心火可制；生地黄入肝肾而滋肾阴；二药合用，使阴血充则水能制火；盗汗因于水不济火，火热熏蒸，故臣以黄连清泻心火，合以黄芩、黄柏泻火以除烦，清热以坚阴；汗出过多，导致卫虚不固，故用黄芪、炒白术、浮小麦为佐，一以益气实卫以固表，二以固未定之阴，且可合当归、生地黄益气养血；阴虚火旺，津液亏虚，肠腑燥热，大便干结，予玄参、麦冬、肉苁蓉、火麻仁、枳实养阴润肠，理气通便；甘草调和诸药。患儿二诊汗出稍缓解，但仍脾气急躁，故去黄芩、肉苁蓉、枳实，加栀子清心泻火，柴胡、白芍疏肝解郁。半个月后随访，告愈。

(四) 甘露消毒丹合导赤散治汗证(脾胃湿热证)

肖某，女，7岁6个月。2022年12月2日初诊。

【主诉】多汗半年余。

【现病史】患儿半年来周身汗出多，以头部及手足心为甚，稍微运动后汗出即明显，夜间盗汗，感乏力疲倦，肩背酸胀不适，易困倦，反复口腔溃疡，口臭，夜眠烦躁，纳欠佳，大便稀溏，每日一解，小便调。咽稍红，面色红润。舌质红，苔黄厚腻，脉滑数。

【诊断】汗证(脾胃湿热证)。

【治则】清利湿热,清心泻脾。

【处方】甘露消毒丹合导赤散加减。

藿香 10g	石菖蒲 10g	茵陈 10g	滑石粉 10g包煎	通草 5g
连翘 10g	射干 10g	灯心草 3g	淡竹叶 10g	白豆蔻 5g
甘草 5g				

水煎服,每剂分2日服,共6剂。

2022年12月6日二诊　诉患儿汗出减少,乏力好转,进食量增加,舌苔转薄。

【处方】甘露消毒丹合导赤散加减。

藿香 10g	石菖蒲 10g	滑石粉 10g包煎	通草 5g	连翘 10g
灯心草 3g	淡竹叶 10g	白豆蔻 5g	煅龙骨 20g先煎	麻黄根 10g
五味子 5g	甘草 5g			

水煎服,每剂分2日服,共6剂。

按　该患儿平素喜食肥甘辛辣之品,加之小儿脾常不足,运化失司,导致湿热内生,相互交蒸,迫液外出而为汗,伴见反复口腔溃疡,口臭,夜眠烦躁,咽红面红,舌红苔黄厚腻,脉滑数等症,辨证为脾胃湿热证。治以清利湿热、清心泻脾,方用甘露消毒丹合导赤散加减。方中并不急于使用止汗之品,而是从湿热这一根本入手,用藿香、石菖蒲、滑石粉、茵陈等药清热利湿为主;灯心草、淡竹叶、通草清心利水,使热去湿化,无以蒸迫津液为汗。二诊时汗减少、舌苔转薄皆为湿热渐消之象,此时去苦寒之茵陈、射干,适当加煅龙骨、麻黄根、五味子潜阳敛汗,可收良效。笔者认为治疗小儿汗证不可见汗止汗。随着生活水平提高,家长会给小儿进食补品,乱用补品使小儿胃肠壅盛,补品又多为生湿热之物,湿热困遏脾土,阻碍正常运化,同时热邪迫汗外出。治疗时不要拘泥于自汗与盗汗之分,或者家长所诉种种"虚"象,要注重收集其他症状,结合小儿病理生理特点以及现代生活背景,仔细审查,三因制宜,综合分析,辨证论治,方能获效。

二、夜啼

(一) 桑菊导滞汤治夜啼(外感风热挟滞证)

龙某,女,1岁10个月。2022年8月10日初诊。

【主诉】夜间啼哭1周。

【现病史】患儿近1周来每至夜间凌晨1点啼哭,安抚后可继续入睡,余无特殊。纳少,大便干结,每3日1行,小便正常。精神尚可,舌红,苔薄黄,指纹紫。

【诊断】夜啼(外感风热挟滞证)。

【治则】疏风清热,消食导滞。

【处方】桑菊导滞汤。

桑叶 10 g	菊花 10 g	连翘 10 g	淡竹叶 5 g	枳实 10 g
玄参 10 g	芦根 15 g	炒牛蒡子 10 g	瓜蒌仁 15 g	郁李仁 15 g
火麻仁 15 g	炒鸡内金 10 g	炒莱菔子 10 g	甘草 5 g	

水煎服,每剂服 2 日,共 4 剂。

按 夜啼是指白天能安静入睡,入夜则啼哭不安,时哭时止,或每夜定时啼哭,甚则通宵达旦的一类临床症状,婴幼儿时期常见的一种睡眠障碍。小儿夜间啼哭,应排除以上不适和拗哭引起的生理性啼哭。笔者根据多年临证经验,认为小儿夜啼多因感受外邪、暴受惊恐、心脾积热、积滞等,治疗不外疏散外邪、化痰安神、清心泻脾、化食消积等。本案患儿尚且年幼,肺气本就不足,加之肺脏娇嫩,易受外邪侵袭;同时脾常不足,若乳食不节,易损脾胃,使脾胃运化失司,食滞中焦,气机不畅,导致"胃不和则卧不安"。该患儿病程短,伴随症状少,可知病情轻浅,除夜啼外,还有纳少、便干之症,结合舌脉可知其属上有风热,下有积滞,治宜清上导下,以疏风清热、消食导滞为法,方选桑菊导滞汤加减。桑叶、菊花、连翘疏风清热;淡竹叶清心安神,可导心火下行;炒牛蒡子、瓜蒌仁、郁李仁、火麻仁润肠通便;炒鸡内金、炒莱菔子消食化积。诸药合用,风热得清,积滞得泻,邪有出路,神自安宁。随访 1 个月,患儿二便调,睡眠安宁。此外,笔者发现随着人民生活水平的提高,加之小儿饮食不能自主,家长爱儿心切,过度喂养已成为如今社会较普遍的现象,积滞致病在儿科的发病越来越多。"若要小儿安,三分饥与寒",家长应当注意患儿的生活调摄,虚邪贼风,避之有时,同时坚持合理喂养。

(二) 柴芍温胆汤治夜啼(痰热扰心证)

胡某,男,2 岁 10 个月。2021 年 7 月 13 日初诊。

【主诉】夜间啼哭 1 月余。

【现病史】1 个月前带患儿外出游玩后每日夜间突然惊醒 4～5 次,啼哭不止,安抚后缓解,易激惹。纳差,时恶心,二便调。舌红,苔黄腻,指纹紫滞。

【诊断】夜啼(痰热内扰证)。

【治则】利胆疏肝,理气化痰。

【处方】柴芍温胆汤加减。

| 银柴胡 10 g | 白芍 10 g | 法半夏 6 g | 陈皮 10 g | 茯神 10 g |
| 淡竹叶 5 g | 广藿香 10 g | 炒苍术 10 g | 佛手 6 g | 炒麦芽 10 g |

炒鸡内金 15 g　　炒薏苡仁 10 g　　甘草 5 g

水煎服,每剂服 2 日,共 6 剂。

2021 年 7 月 25 日二诊　患儿服药 6 剂后夜啼之症明显减轻,从每夜啼哭 5 次左右减少至 1～3 次。纳食量稍增,犯恶消失,二便调。舌苔白腻,指纹紫。患儿夜啼次数较前减少,调整前方继服。

【处方】柴芍温胆汤加减。

银柴胡 10 g　　　白芍 10 g　　　法半夏 6 g　　　陈皮 10 g　　　茯神 10 g

连翘 6 g　　　　防风 10 g　　　炒苍术 10 g　　　焦山楂 10 g　　炒麦芽 10 g

炒鸡内金 10 g　炒薏苡仁 10 g　浮小麦 10 g　　　灯心草 5 g　　　甘草 5 g

水煎服,每剂服 2 日,共 6 剂。

按　本案患儿夜啼月余,追问病史,家属诉日外出游玩时路遇小儿大叫,因而受惊,啼哭不止。由于小儿神气怯弱,智慧未充,若乍见异物,突闻异响,常可惊恐致病。该患儿由惊吓所致,胆郁不达,克犯脾土,脾胃之气因之不和,进而生痰化热,痰热上扰而啼哭夜发,肝藏魂,胆郁则肝失疏泄,出现性情急躁,故治当利胆疏肝、理气化痰,佐以宁心安神,方选柴芍温胆汤加减。银柴胡清郁热;白芍柔肝疏肝,合用为君;法半夏、陈皮、薏苡仁燥湿化痰;茯神可"开心益智,安魂魄,养精神";淡竹叶清心安神;藿香、苍术行气宽中,醒脾止呕;佛手、炒麦芽、鸡内金均入肝经,疏肝行气,兼消食化积。二诊时患儿夜啼次数较前减少,调方继服,去淡竹叶、藿香、佛手,加防风疏散脾胃伏火;焦山楂开胃消积;浮小麦养心安神;连翘、灯心草清心,使上部郁热下行,从小便而出。笔者认为本例夜啼与心密切相关,即《小儿卫生总微论方》所谓"心主热,其候惊,故热则生惊。又心为火,热则火旺,故热邪燥甚,令儿啼哭也";亦如明代龚廷贤在《万病回春·卷之七·小儿杂病》所述的一样:"胎惊夜啼者,邪热乘心也。"因此,二诊时给予连翘、浮小麦、灯心草等入心经之品清热安神。1 个月后随访,患儿夜间睡眠安稳。嘱家属注意调护,避免患儿再次受到惊吓。

(三) 泻黄导赤散治夜啼(心脾积热证)

舒某,女,1 岁 10 天。2022 年 12 月 2 日初诊。

【主诉】夜间哭闹不安 3 日。

【现病史】患儿 3 日前无明显诱因下出现夜间阵发性哭闹不安,哭声响亮,每晚 1～2 次,安抚后可继续入睡,乳食减少,喜俯卧,大便干,2 日一解,小便黄。舌淡红,苔薄黄微腻,指纹紫滞。

【诊断】夜啼(心脾积热证)。

【治法】清心泻脾,安神止啼。

【处方】泻黄导赤散加减。

藿香10g	防风10g	焦栀子6g	淡竹叶5g	灯心草2g
连翘6g	银柴胡6g	钩藤10g后下	白芍10g	白术15g
炒枳实10g	鸡内金5g	炒麦芽15g	炒莱菔子10g	甘草5g

水煎服,每剂分2日服,共3剂。

2022年12月2日随访,诉患儿夜间睡眠可,诸症愈。

按 小儿脏腑娇嫩,形气未充,心常有余,又脾常不足,稍有乳食不慎即会导致脾胃运化失常,气机升降失司,乳食内积化热,邪热上扰心神而出现夜间哭闹不安,此即"胃不和则卧不安"。本案患儿夜间啼哭不安,喜俯卧,大便干结,小便黄,结合舌淡红,苔薄黄微腻,辨证为心脾积热证。方选泻黄导赤散加减。藿香芳香醒脾化湿,一以振复脾胃气机,二以助防风升散脾胃积热,二药合用为君;焦栀子清热泻火、安神宁心,淡竹叶甘淡,可清心除烦、淡渗利湿,导心火下行,灯心草味甘淡、微寒,归心、肺、小肠经,有利尿清心降火的功效,连翘苦微寒,归肺、心、小肠经,能泻心经热邪,四药共为臣药;银柴胡清虚热、除疳热;《药性论》中言"钩藤主小儿惊啼,瘈疭热壅",钩藤有清热平肝、止惊安悸之效;本例患儿喜俯卧,常提示腹部不适,加白芍以柔肝止痛,肝平则不克脾胃,食积自化;白术补气健脾,可升清阳而降浊阴,大剂量使用生白术以通便消浊;枳实、鸡内金、炒麦芽、炒莱菔子消积除痞;甘草调和诸药。全方重在因势利导,共奏清心泻脾、安神止啼之功。笔者认为,小儿脏气清灵,生机蓬勃,易趋康复,用药宜精简。诚如张景岳所言:"其脏气清灵,随拨随应,但能确得其本而撮取之,则一药可愈。"即使心脾有热,用药也应慎重,如妄投大量寒凉之剂,则易损阳气,陡生变病,迁延不愈。

三、抽动障碍

(一)桑菊疏风汤治抽动障碍(外风袭扰证)

杨某,女,8岁。2020年10月13日初诊。

【主诉】清嗓眨眼半个月。

【现病史】患儿清嗓频繁,自觉咽中有异物,偶咳嗽,眨眼频作,晨起喷嚏,流清涕,纳可,眠欠安,偶打鼾,翻身踢被,小便黄。舌质红,苔薄白,脉数。

【诊断】抽动障碍(外风袭扰证)。

【治则】疏风清热,平肝舒络。

【处方】桑菊疏风汤加减。

桑叶 10 g　　　菊花 10 g　　　芦根 15 g　　　白豆蔻 10 g　　　炒苍耳子 10 g

刺蒺藜 10 g　　北沙参 10 g　　麦冬 10 g　　　青葙子 10 g　　　夏枯草 10 g

枸杞子 10 g　　生地黄 10 g　　钩藤 10 g_{后下}　首乌藤 15 g　　　蝉蜕 5 g

生甘草 5 g

水煎服，每剂分 2 日服，共 6 剂。

2020 年 10 月 25 日二诊　　服药后清嗓、眨眼频率减少，喉中有痰，自诉胸闷烦躁，纳可，眠欠安，翻身踢被，大便黏腻，小便黄。舌淡红，苔白腻，脉数。

【处方】前方加减。

桑叶 10 g　　　菊花 10 g　　　芦根 15 g　　　白豆蔻 10 g　　　刺蒺藜 10 g

青葙子 10 g　　夏枯草 10 g　　钩藤 10 g_{后下}　首乌藤 15 g　　　法半夏 10 g

茯苓 10 g　　　天竺黄 5 g　　　青礞石 20 g_{先煎}　乌梢蛇 10 g　　　甘草 10 g

水煎服，每剂分 2 日服，共 6 剂。

2020 年 11 月 6 日三诊　　患儿服上药后症状明显缓解，3 日前因受凉后眨眼症状再发，刻下见：流黄浊涕，喷嚏，晨起眼睛分泌物多，偶眨眼，纳可，眠欠安，翻身踢被，便干难解，2 日一解，小便黄。舌红，苔黄腻，脉数。

【处方】前方加减。

桑叶 10 g　　　连翘 5 g　　　薄荷 5 g_{后下}　乌梢蛇 10 g　　　夏枯草 10 g

钩藤 15 g_{后下}　煅牡蛎 20 g_{先煎}　首乌藤 15 g　　菊花 10 g　　　芦根 15 g

刺蒺藜 10 g　　青葙子 10 g　　鱼腥草 10 g　　　通草 5 g　　　　甘草 5 g

水煎服，每剂分 2 日服，共 6 剂。

按　《素问·至真要大论》曰"风盛则动"，《张氏医通》云"瘛者，筋脉拘急也；疭者，筋脉弛纵也，俗谓之抽"。笔者认为，抽动的发生多因"风、火、痰、气、虚"，与肺、脾、心、肝（胆）、肾等脏腑密切相关。其中，肺为华盖，主气司呼吸，外邪入侵，首当其冲。小儿"肺常不足"，不耐寒热，尤易受外风袭扰；而且抽动常于患儿外感期间及外感后发作，或诱发加重既往"抽动"症状。盖因风邪犯肺，风气留恋，内外相招，外风触动内风，引发抽动。"伤于风者上先受之"，患儿症状多集中在颜面、颈部，抽动部位轮替不定，反复发作，以头面症状为主，症见鼻痒、耸鼻、咽干、咽痒、干咳、反复清嗓等。治疗应从肺论治，兼顾平肝，祛外风以平内风，治宜桑菊银翘散加减疏风清热，平肝舒络。桑叶、菊花疏散肝经风热；苍耳子祛风散热；合用芦根、沙参、麦冬清热润燥生津；白豆蔻芳香健胃；刺蒺藜镇肝风，泻肝火；青葙子、夏枯草清肝火、散郁结；枸杞子、生地黄、首乌藤滋养肝肾；蝉蜕既能祛外风，又能息内风而定惊解痉，常与平肝息风之钩藤合用；甘草调和诸药。二诊时，患儿抽动症状缓解，外邪已去大半，但感胸闷烦躁，舌苔腻，考虑内有痰浊，故原方去炒苍耳子、沙参、麦冬、枸杞子、生地黄、蝉蜕,加法半夏、茯苓、天竺黄健脾化痰,青礞石化痰下气、平肝镇惊,乌梢蛇搜风止痉。三诊时,患儿眨眼症状本已好转,因感冒再次诱发眨眼,当以疏风解热为主,佐以平肝风,继予桑菊银翘散加减。1个月后随访,患儿抽动症状消失,嘱家长增强患儿抵抗力,预防感冒。除此之外,调整心态,劳逸结合,营养饮食,远离电子产品、垃圾食品,也是防治此病的重要举措。

(二)天麻钩藤饮治抽动障碍(肝亢风动证)

兰某,男,7岁。2020年6月9日初诊。

【主诉】反复挤眼1年余,加重1周。

【现病史】患儿1年前无明显诱因地出现频繁挤眼,至当地医院就诊,诊断为过敏性结膜炎,经对症处理后稍缓解,其间症状反复发作,1周前因情绪激动后出现挤眼频繁,咧嘴,偶有吸鼻,时有摇头,喉中异声,跺脚,无发热及咳嗽,纳眠可,二便调。舌红,苔白腻,脉微弦。

【诊断】抽动障碍(肝亢风动证)。

【治法】平肝潜阳,息风止动。

【处方】天麻钩藤饮加减。

天麻10g	钩藤10g后下	石决明20g先煎	焦栀子10g	牡蛎20g先煎
石菖蒲10g	制远志15g	茯神15g	首乌藤15g	威灵仙10g
乌梢蛇10g	葛根15g	伸筋草10g	白芍10g	甘草10g

水煎服,每剂分2日服,共6剂。

2020年6月21日二诊 摇头、跺脚症状缓解,挤眼、咧嘴次数减少,喉中异声,纳眠可,二便调。舌淡红,苔白微腻,脉和缓。

【处方】

天麻10g	钩藤10g后下	焦栀子10g	蝉蜕6g	桑叶10g
菊花10g	牡蛎20g先煎	石菖蒲10g	制远志15g	茯神15g
首乌藤15g	葛根15g	白芍10g	炒麦芽20g	甘草10g

水煎服,每剂分2日服,共6剂。

2周后随访,诉患儿抽动诸症缓解。

按 肝为风木之脏,体阴而用阳,其主动主升,在声为呼,其变动为握,若情志失调,肝失疏泄,气机不畅,气郁化火,引动肝风则见抽动诸症。本案患儿因情绪激动后症状加重,以面部肌肉、肢体抽动及喉中异声为主,结合舌红、苔白腻,辨为肝亢风动证,方选天麻钩藤饮加减。天麻、钩藤平肝息风为君药;石决明性味咸寒,寒能清热泻火、咸能入肾助阴制阳,焦栀子清肝泻火,牡蛎平肝潜阳,三药共为臣药;

石菖蒲、制远志、茯神宁心安神,首乌藤既可宁心安神,又能通经活络,威灵仙、乌梢蛇性善走,可通经络,葛根能升能散,既能解肌,又能清热生津,伸筋草舒筋活络,白芍入肝经可敛肝阴,平肝阳而缓肝急,上九味共为佐药;甘草调和诸药。初诊重在平肝潜阳息风。二诊患儿有挤眼、咧嘴、喉中异声,加蝉蜕疏风利咽、息风止痉,桑叶、菊花轻清宣散、疏风散热以清利头目,炒麦芽健脾和中,兼以疏肝解郁。

(三) 柴芍温胆汤治抽动障碍(痰热风动证)

郭某,女,8 岁。2021 年 6 月 25 日初诊。

【主诉】反复眨眼、皱鼻 2 年。

【现病史】患儿 2 年前无明显诱因下出现频繁眨眼、皱鼻、咧嘴,未予重视,未系统诊疗,其间症状时轻时重,现症见:眨眼、皱鼻频繁,偶有咧嘴、清嗓、耸肩、甩手,注意力不集中,性急、易激惹,纳尚可,眠欠佳,睡卧不宁,二便正常。舌淡红,苔白腻,脉弦滑。

【诊断】抽动障碍(痰热风动证)。

【治法】清热化痰,息风止抽。

【处方】柴芍温胆汤加减。

柴胡 10 g	白芍 15 g	京半夏 10 g	陈皮 10 g	青葙子 10 g
桑叶 10 g	菊花 10 g	伸筋草 10 g	葛根 15 g	钩藤 15 g 后下
首乌藤 10 g	天麻 10 g	乌梢蛇 10 g	珍珠母 20 g 先煎	甘草 5 g

水煎服,每剂分 2 日服,共 5 剂。

2021 年 7 月 4 日二诊　服药后抽动症状好转,眨眼、皱鼻及咧嘴频率降低,偶有耸肩、甩手,性情较前稍平和,纳可,晨起口中口气稍重,睡眠转佳,二便正常。舌淡红,苔白腻,脉弦滑。

【处方】前方加减。

柴胡 10 g	白芍 15 g	京半夏 10 g	陈皮 10 g	防风 10 g
藿香 10 g	焦栀子 10 g	伸筋草 10 g	芦根 15 g	钩藤 15 g 后下
首乌藤 10 g	茯苓 10 g	乌梢蛇 10 g	桑枝 10 g	甘草 5 g

水煎服,每剂分 2 日服,共 10 剂。

2021 年 7 月 25 日三诊　服药后诸症减轻,现偶有耸肩、甩手,眨眼频率较前明显减少。纳眠可,二便调。舌淡红,苔微腻,脉弦滑。

【处方】前方加减。

柴胡 10 g	白芍 15 g	京半夏 10 g	陈皮 10 g	防风 10 g
淡竹叶 6 g	蝉蜕 6 g	伸筋草 10 g	芦根 15 g	钩藤 15 g 后下

首乌藤 10 g　　茯苓 10 g　　　乌梢蛇 10 g　　　桑枝 10 g　　　甘草 5 g

水煎服,每剂分 2 日服,共 10 剂。

按　小儿肝常有余而脾常不足,本案患儿平素性急易怒,易致肝气不畅,肝郁化火,炼津为痰;久病易损伤脾胃,致脾胃气机失调,水液输布障碍而聚液成痰,蕴而化热,痰热互结,引动肝风,发为抽动诸症。本案以面部肌肉及四肢抽动为主,伴注意力不集中,性急易激惹,结合舌淡红,苔白腻,脉弦滑,四诊合参,辨证为痰热风动证。方选柴芍温胆汤加减。柴胡疏肝解郁、清解邪热;白芍平抑肝阳;半夏、陈皮健脾燥湿化痰;青葙子清肝泻热、明目祛风;桑叶、菊花清宣上焦头面风热;葛根解肌透热;伸筋草舒筋脉、通关节;钩藤、天麻平肝息风止痉;乌梢蛇祛风止痉;珍珠母平肝潜阳;首乌藤安神;甘草调和诸药。全方共奏清热化痰、息风止抽之功。二诊患儿抽动症状减轻,去疏风清肝之桑菊、葛根、青葙子,以及重镇息风之天麻、珍珠母;患儿口气稍重,考虑系脾胃积热所致,故加藿香、焦栀子、防风,即泻黄散以清脾胃积热;加芦根以清热生津;茯苓健脾渗湿安神;桑枝祛风通络,以枝达肢。服药后诸症好转,三诊时去藿香、焦栀子,加淡竹叶甘淡清心利窍;蝉蜕疏风明目、息风止痉。随访,诉诸症已愈。

(四) 泻黄散治抽动障碍(脾胃积热证)

郎某,男,9 岁。2021 年 12 月 19 日初诊。

【主诉】反复眨眼 1 年余。

【现病史】眨眼频繁,耸肩,甩手,偶有清嗓,口臭,盗汗,注意力尚可,纳眠可,大便偏干,1～2 日一解,小便调。既往"有过敏性鼻炎"病史,现偶鼻痒、鼻塞。舌红,苔微黄腻。

【诊断】抽动障碍(脾胃积热证)。

【治法】清脾泻热,息风止动。

【处方】泻黄散加减。

生石膏 20 g 先煎　　焦栀子 10 g　　藿香 10 g　　防风 10 g　　柴胡 10 g

钩藤 15 g 后下　　首乌藤 15 g　　桑枝 10 g　　伸筋草 10 g　　葛根 15 g

蝉蜕 8 g　　青葙子 15 g　　乌梅 10 g　　苍耳子 10 g　　甘草 10 g

水煎服,每剂分 2 日服,共 10 剂。

2022 年 1 月 9 日二诊　　患儿耸肩、甩手症状缓解,现偶挤眼,口中异味明显,纳可,睡眠欠安,不易入睡,大便偏干,1～2 日一解,小便调。

【处方】

焦栀子 10 g　　藿香 10 g　　防风 10 g　　淡竹叶 10 g　　柴胡 10 g

| 钩藤 15g后下 | 首乌藤 15g | 葛根 15g | 蝉蜕 8g | 青葙子 15g |
| 芦根 15g | 炒苍耳子 10g | 枳实 15g | 厚朴 15g | 甘草 10g |

水煎服,每剂分 2 日服,共 6 剂。

按 脾胃为后天之本,脾升胃降,为气机升降之枢纽,若脾胃气机阻滞,土不荣木,肝失疏泄,气机不畅,肝性失柔而引发抽动。本案患儿以面部、四肢肌肉抽动为主,伴口臭、便秘,结合舌红、苔微黄腻,辨证为脾胃积热证。方选泻黄散加减。生石膏清热泻火、除烦止渴,栀子清泻三焦之火,与石膏同用增强清泻胃火之力,共为君药;脾胃积热,易生湿邪,藿香芳香悦脾、理气化湿,防风既可疏散脾经伏火,又能防止石膏、栀子寒凉伤脾阳,柴胡疏肝退热,钩藤平肝息风止痉,共为臣药;首乌藤宁心安神、通经活络,桑枝、伸筋草舒筋活络,葛根能升能散,既能解肌,又能清热生津,蝉蜕疏风清热利咽,青葙子清肝泻热、明目祛风,现代研究证实乌梅有抗过敏作用,炒苍耳子宣通鼻窍,共为佐药;甘草调和诸药,为使药。全方共奏清脾泻热、息风止动之功。二诊患儿肢体抽动症状缓解,但口臭明显,大便干结,故上方去生石膏、乌梅、桑枝、伸筋草,加淡竹叶泻热除烦,芦根清热生津,枳实、厚朴理气通便。1个月后随访,诉患儿服药后抽动诸症已缓解。

(五) 青龙止动方治抽动障碍(脾虚肝旺证)

胡某,男,8 岁。2022 年 7 月 19 日初诊。

【主诉】眨眼、清嗓、鼓肚 1 年。

【现病史】患儿眨眼,清嗓,鼓肚,偶有咧嘴,性情急躁易怒,性格胆怯,纳差,大便溏结不调,小便黄。舌红,苔薄白,脉弦滑。

【诊断】抽动障碍(脾虚肝旺证)。

【治法】健脾化痰,平肝息风。

【处方】青龙止动方加减。

青阳参 10g	龙胆草 5g	柴胡 10g	伸筋草 10g	石菖蒲 10g
钩藤 10g后下	淡竹叶 10g	白芍 10g	法半夏 10g	山土瓜 10g
炒莱菔子 15g	乌梢蛇 10g	僵蚕 10g	芦根 15g	甘草 10g

水煎服,每剂分 2 日服,共 6 剂。

2022 年 8 月 1 日二诊 患儿服上方后抽动症状较前有所缓解,进食量增加,仍时有眨眼、摇头,偶有清嗓、鼓肚。舌红,苔薄白,脉弦滑。

【处方】

| 青阳参 10g | 龙胆草 5g | 柴胡 10g | 伸筋草 10g | 石菖蒲 10g |
| 钩藤 15g后下 | 淡竹叶 10g | 白芍 10g | 法半夏 10g | 山土瓜 10g |

炒莱菔子 15 g　　天竺黄 10 g　　僵蚕 10 g　　　芦根 15 g　　　　甘草 10 g

水煎服,每剂分 2 日服,共 10 剂。

按 小儿多发性抽动症是以肝、脾二脏为中心的整体失调。小儿"脾常不足""肝常有余",饮食不当,脾胃易受伤。在外感内伤之下,易肝亢生风,发为脾虚肝亢证。肝主目,故肝风上扰清窍则眨眼清嗓;肝主疏泄,肝气郁结则性情急躁易怒;脾主四肢,脾经入腹,可见鼓肚;肝脾不和,则纳差、大便溏结不调。治以扶土抑木法,予青龙止动方加减。青阳参为滇南特色药材,《彝药志》中记载青阳参有强筋益肾、祛风除湿、和胃健脾、解毒、镇静等功效,用之可祛风扶土、和胃健脾,龙胆草为大苦大寒之品,可直折肝之实火,两药合而为君,有寒温并用、抑木扶土之功;柴胡柔肝、平肝,可清肝热,钩藤、白芍平肝柔肝以息风,淡竹叶、芦根清热除烦,五药合而为臣以平肝息风、柔肝泻火;石菖蒲、伸筋草、山土瓜为佐药,石菖蒲为足厥阴肝经要药,可缓肝急、温脾胃、开窍豁痰、健脑益智、宁心安神,引药入肝经,伸筋草舒筋活络,舒展痉挛之肌;法半夏、莱菔子理气和中化痰;乌梢蛇、僵蚕祛风通络;山土瓜补脾宽中,可扶脾土以制木亢;甘草调和诸药为使。全方共奏疏筋通络、理脾平肝、息风止动之功。二诊时,患儿抽动症状缓解,但仍有痰浊阻络之表现,故去乌梢蛇,加天竺黄化痰宁心,巩固疗效。二诊后停药,电话随访,病情稳定,未复发。

(六) 杞菊地黄丸治抽动障碍(阴虚阳亢证)

朱某,男,9 岁。2021 年 11 月 3 日初诊。

【主诉】清嗓、皱鼻、挤眼反复发作 3 年余。

【现病史】患儿家长诉患儿 3 年来反复出现抽动,症状时轻时重,常于情绪不稳时出现。现症见频繁清嗓皱鼻,挤眉眨眼,喜食辛辣,纳差挑食,睡眠欠安,多梦,遗尿,盗汗,大便干结,小便黄。舌质红,苔薄黄,脉数。

【诊断】抽动障碍(阴虚阳亢证)。

【治法】滋阴潜阳,息风止动。

【处方】杞菊地黄丸加减。

菊花 10 g　　枸杞子 5 g　　知母 10 g　　浙贝母 10 g　　生地黄 10 g

丝瓜络 5 g　　茯苓 15 g　　牡丹皮 15 g　　桑叶 10 g　　　首乌藤 10 g

柴胡 10 g　　白芍 15 g　　葛根 15 g　　　伸筋草 10 g　　僵蚕 10 g

水煎服,每剂分 2 日服,共 10 剂。

2021 年 11 月 23 日二诊　服上方后眨眼、皱眉、清嗓等症状减轻,盗汗减少,上方续服 10 剂。2 个月后随访,诉患儿抽动症状消失。

按 肾为先天之本,小儿肾之精气不足,肾阴化生乏源,各脏之阴均有赖于肾阴滋润；且小儿"肾常虚""肝常有余"，若先天禀赋不足，或久病致肝肾阴虚，或肝病及肾，阴精亏损，无以制约肝阳，肝肾之阴阳失衡，肾水无以涵养肝木，肝血无以养筋脉，阴虚阳亢，虚风内动，则见眨眼、皱眉、清嗓等症。本案患儿病久，久必伤肾，以致病情反复，治当滋阴潜阳、息风止动，方选杞菊地黄丸加减。菊花甘苦微寒，长于疏风清热、平肝明目，枸杞子甘润而平，可补肝肾而益精明目，二药善散肝经风热；知母、生地黄清热泻火、生津润燥；浙贝母、丝瓜络清热化痰；茯苓健脾利湿；丹皮辛散苦泄微寒，善清热凉血、退虚热；桑叶可清肝火；柴胡、白芍舒肝柔肝；首乌藤、伸筋草、葛根祛风舒筋；僵蚕祛风定惊，化痰散结。全方配伍，主补兼泻，共奏滋肾养肝、滋阴潜阳、息风止动之功。笔者认为，小儿抽动症的治疗过程中须谨记脾虚肝旺的基本病机，兼顾次要病机，如感受外邪，留恋于肺，肝风内动，内外风相合；或情志过伤，气郁化火，上扰神窍；痰热内扰，胆气不宁，心烦躁扰；或脾虚肝旺，风痰相扰；或病程日久，肝肾阴亏，阴虚火旺。根据不同证型、不同病期选方施药，不可偏废，急则治其标，缓则治其本，随证灵活加减。诚如《温病条辨·解儿难》中所言"小儿用苦寒，最伐生生之气"，小儿脏气清灵，随拨随应，在运用苦寒之品时，当中病即止，且配以白豆蔻、神曲、厚朴等醒脾胃、化湿浊、行滞气之品，既清解，又健胃，一举两得。改以和缓药物，使其缓缓恢复。除此之外，家庭的配合也是治疗本病取得效果的关键，必须养成良好的生活习惯，注意给予患儿心理调适，双方配合，才能良好疗效。

四、注意力缺陷多动障碍

（一）桑菊银翘散治注意力缺陷多动障碍（心肝火旺证）

苏某，男，5岁。2021年5月11日初诊。

【主诉】注意力不集中2月余。

【现病史】2个月前无明显诱因下出现注意力不集中，动作过多，挤眼、清嗓频繁，喜食辛辣香燥之品，易汗出。纳可，睡眠欠安，偶入睡困难，白天嗜睡，二便调。舌红，苔薄黄，脉数。

【诊断】注意力缺陷多动障碍（心肝火旺证）。

【治法】清肝泻火。

【处方】桑菊银翘散加减。

桑叶 10 g	菊花 10 g	炙远志 10 g	芦根 15 g	柴胡 10 g
薄荷 10 g后下	蝉蜕 5 g	白芍 10 g	枸杞子 10 g	钩藤 10 g后下

首乌藤 10 g　　煅龙骨 20 g_{先煎}　煅牡蛎 20 g_{先煎}　浮小麦 15 g　甘草 5 g

水煎服,每剂分 2 日服,共 6 剂。

按　小儿体属"纯阳",且"心肝常有余",而心为阳脏,心火易亢;肝属木,木生风,故肝主风、主动,感受外邪、五志过极或饮食失节后,小儿易出现心肝火旺证,临床常见性情执拗、冲动任性、兴奋不安等多动、冲动症状。本案患儿平素喜食辛辣香燥之品,助热生火,扰动心肝,心火亢则注意力不集中,肝火旺则表现为动作过多,挤眼、清嗓频繁,舌质红苔薄黄乃一派阳热之象。辨证为心肝火旺证,方选桑菊银翘散加减。桑叶、菊花辛凉疏泄,清热平肝;本案患儿挤眼、清嗓为主,故加枸杞子,与菊花同用以滋肾养肝明目;蝉蜕、芦根清泻心火;煅龙骨、煅牡蛎平肝潜阳、重镇安神,煅用收敛固涩;加浮小麦固表止汗;炙远志、首乌藤安神益智;柴胡、薄荷疏肝行气;白芍柔肝敛阴,加钩藤甘寒入肝,清热平肝、息风解痉,助凉肝息风之效;甘草调和诸药。全方共奏清热降火、镇惊平肝之效。1 周后随访,诉患儿药后注意力不集中、挤眼、清嗓症状明显改善,守前方继服 6 剂,上述症状基本消失。本病按照泻实补虚、调和脏腑、平衡阴阳的基本治则进行辨证论治。治疗初期以平肝清心、清热化痰为主,选用桑菊银翘散、柴芍温胆汤加味;后期以滋阴泻火为主,治疗多以知柏地黄丸为基础方,以图全功,而随症加入活血之品是重要增效配伍。

(二)柴芍温胆汤治注意力缺陷多动障碍(痰热上扰证)

张某,男,10 岁。2020 年 8 月 3 日初诊。

【主诉】多动不安 3 年余。

【现病史】多动难静,注意力不集中,口鼻周青,脾气急躁,易激惹,纳差,挑食,睡眠差,多梦,大便干,小便调。舌红,苔黄腻,脉滑数。

【诊断】注意力缺陷多动障碍(痰热上扰证)。

【治法】清热化痰,开窍止动。

【处方】柴芍温胆汤加减。

柴胡 15 g　　白芍 15 g　　法半夏 15 g　　陈皮 15 g　　茯神 15 g
益智仁 15 g　炙远志 15 g　石菖蒲 15 g　　竹茹 10 g　　枳壳 10 g
桃仁 12 g　　丹参 15 g　　磁石 20 g_{先煎}　首乌藤 15 g　生甘草 10 g

水煎服,每剂分 2 日服,共 6 剂。

2020 年 8 月 15 日二诊　服药后上述症状稍有缓解,注意力仍不集中,多动,脾气怪易激惹,纳差,挑食,眠尚可,二便调。舌红苔薄黄腻。上方去枳壳、桃仁、丹参,加钩藤 15 g 以息风平肝,白豆蔻 15 g 以化湿行气,煅牡蛎 20 g 以潜阳息风。再服 6 剂,每日 1 剂,水煎服。

按 小儿过食肥甘易碍脾伤胃，或情志不遂等郁怒伤肝，横逆犯脾，均易致脾胃运化失调，聚热生痰，痰热生则心神扰、肝风动而诱发本病，是故患儿多见坐卧不安，性情冲动。本案患儿平素急躁易怒，且口鼻周青，为一派肝失条达，疏泄功能失常之征，肝郁横逆犯脾，而小儿脾常不足，加之肝木所乘，易致脾虚，故见纳差挑食；脾胃运化失司，酿生痰湿化热，痰热互结，久而化火，扰动心肝而发病，故见多动难静，注意力不集中，舌红苔黄腻，脉滑数，辨证为痰热上扰证。方选柴芍温胆汤加减，柴胡疏肝解郁，与白芍相配，补养肝血，条达肝气；二陈汤燥湿化痰理气，其中易茯苓为茯神，加强宁心安神之功；佐益智仁、炙远志、石菖蒲豁痰安神益智；《本草汇言》称竹茹"清热化痰……善除阳明一切火热痰气为疾，用之立安"；加枳壳理气行滞；桃仁、丹参均可活血，祛口鼻周之瘀，且桃仁通便、丹参清心除烦，首乌藤养心安神；磁石入肝、肾经，既能平肝阳，又能益肾阴；甘草调和。诸药合用，有清心平肝、化痰开窍、安神定志之效。二诊患儿诸症仍存，遂于前方去桃仁、丹参、枳壳等活血理气之品，予生牡蛎、钩藤重镇安神、平肝息风，增强镇肝潜阳之效，风息则火消，肝得其条达之性，合冲白豆蔻和胃安中，以防介壳类药物质重碍胃之弊，二诊而安。

（三）知柏地黄丸治注意力缺陷多动障碍（阴虚内热证）

余某，男，9岁。2021年3月9日初诊。

【主诉】多动、注意力不集中2年余。

【现病史】多动，注意力难以集中，学习成绩较差，脾气怪易激惹，纳可，睡眠欠佳，夜间盗汗，伴小便自遗，每夜1次，大便调。舌红而干，少苔，脉细数。

【诊断】注意力缺陷多动障碍（阴虚内热证）。

【治法】滋阴潜阳，安神益智。

【处方】知柏地黄丸加减。

知母 15 g	黄柏 10 g	牡丹皮 15 g	生地黄 15 g	山茱萸 10 g
芡实 15 g	钩藤 10 g后下	首乌藤 15 g	桑叶 10 g	制远志 15 g
煅龙骨 20 g先煎	煅牡蛎 20 g先煎	白芍 15 g	银柴胡 15 g	炙甘草 10 g

水煎服，每剂分2日服，共10剂。

按 肾主藏精，主骨生髓，髓通于脑，小儿"肾常不足"，若先天禀赋不足或久病致肾阴精亏损，脑髓失充，则致动作笨拙、健忘、遗尿等症。此外，肾阴虚无以制阳，虚阳浮亢，肝阳易亢，肾水无以制火则心火有余，而见心烦、急躁易怒等症；本案患儿夜间小便自遗，乃肾气亏损之象，肾阴不足，水不涵木，肝阳亢盛，水火失济则心火偏亢，表现为多动，注意力难以集中；虚火内生，故见盗汗，舌红而干少苔为阴虚内热之象；辨证为阴虚内热证，方选知柏地黄丸加减。知母清上焦烦热，黄柏泻中下焦之火;生地黄入心肾,滋阴而泻火,《用药法象》言生地黄"凉血补血,补肾水真阴不足";山茱萸补养肝肾、敛汗固脱;牡丹皮清泻相火,并制约山茱萸之温涩;芡实甘涩,善能益肾收敛;首乌藤、制远志宁心安神;生牡蛎、生龙骨、白芍益阴潜阳、重镇安神;加用桑叶、钩藤清热平肝。后随访1个月,患者情绪稳定,无上述症状复发。

儿童多动症乃思维、精神、情志疾病,而人的思维、精神、情志活动主要由五脏产生,须依靠五脏的精气作为物质基础,任何导致"心藏神、肝藏魂、脾藏意、肾藏志"功能失调的因素皆可影响本病的发生与发展。本病病机关键在于脏腑功能失常,阴阳平衡失调。若脏腑阴阳失调,则会产生种种阴失内守,阳躁于外的情志、动作失常的病变。治疗重在求本,补不足,泻有余,使阴平阳秘,精神乃治。注重平肝潜阳、安神益智,药用龙骨、牡蛎、磁石、远志、石菖蒲、桑叶、菊花等。

五、癫痫

柴芍温胆汤治癫痫(痰热扰神证)

朱某,6岁。2022年4月8日初诊。

【主诉】癫痫反复发作2年,加重1个月。

【现病史】患儿2年前癫痫初次发作,于当地医院诊断为"癫痫"。脑电图示颞区棘慢波,头颅CT示左侧颞叶皮层异常信号,现规律口服奥卡西平片。2年来癫痫反复发作,近1个月来癫痫发作频率明显增多,且多于每夜入睡后发作,发作时症见双目上视,四肢抽搐,牙关紧闭,意识不清,无口吐白沫,持续3分钟后自行缓解,醒后如常。平均每夜发作1~2次。平素易烦躁,纳少,眠差,大便干,小便量多色黄。舌红,苔白腻,脉弦滑。

【诊断】癫痫(痰热扰神证)。

【治法】清热豁痰,开窍醒神。

【处方】柴芍温胆汤加减。

柴胡 10 g	白芍 10 g	防风 10 g	法半夏 10 g	茯苓 15 g
珍珠母 20 g先煎	炒鸡内金 10 g	藿香 10 g	葛根 15 g	僵蚕 10 g
钩藤 10 g后下	石菖蒲 10 g后下	瓜蒌仁 15 g	煅石决明 20 g先煎	甘草 10 g

开水煎服,每剂分2日服,共10剂。

2022年5月8日二诊　患儿癫痫发作频率明显降低,1个月内癫痫发作1次,具体症状同前。偶自觉头疼,以枕部疼痛为主。纳欠佳,多梦,大便干结难解,小便色黄。舌淡红,苔白腻,脉滑。

【处方】柴芍温胆汤加减。

柴胡 10g	白芍 10g	首乌藤 10g	法半夏 10g	茯神 10g
珍珠母 20g先煎	炒麦芽 15g	天竺黄 10g	枳实 10g	炙远志 10g
钩藤 10g后下	石菖蒲 10g后下	胆南星 10g	桃仁 10g	甘草 10g

水煎服,每剂分 2 日服,共 10 剂。

按 中医称"癫痫"为"羊癫痫""羊角风"等。本案患儿癫痫病程较长,已 2 年有余,病久易损正气,且小儿有"脾常不足"的体质特点,脾胃运化功能失司,痰湿内生,郁久化热,上扰心神,致双目上视、牙关紧闭等症状;又"夜半人气入脏,邪气独居于身",故癫痫多于睡中发作。患儿平素易烦躁,小儿"肝常有余",肝火亢盛,更伤脾胃。辨证为痰热扰神证,治以清热豁痰、开窍醒神。方选柴芍温胆汤加减。柴胡疏肝解郁为君药;法半夏燥湿化痰,茯苓淡可利窍、甘能健脾,有健脾宁心之功,白芍柔肝敛阴,《滇南本草》称其有"调养心肝脾"之能,为臣药;防风为"祛风之要药",善祛风解痉,炒鸡内金健运脾胃,藿香芳香避秽、祛湿和中,《本草经疏》称葛根"发散而升,风药之性也,故主诸痹",僵蚕祛风止痉、化痰通络,枳实破气消积、化痰散痞,钩藤清热息风、平肝定痉,石菖蒲芳香开窍、祛湿豁痰,瓜蒌仁清热涤痰、润肠通便,石决明平肝潜阳,珍珠母平肝潜阳、重镇安神,上药共为佐药;甘草为使,调和诸药。复诊,患儿头枕部疼痛,乃风痰上扰,瘀阻脑络,不通则痛,纳眠仍欠佳,故易茯苓为茯神,易钩藤为首乌藤,加远志更增安神之功,去炒鸡内金、瓜蒌仁、藿香、僵蚕、石决明、葛根,而加入炒麦芽健脾和胃,天竺黄豁痰开窍、清心定惊,桃仁活血祛瘀、润肠通便,胆南星清热化痰、息风定惊。半年后电话随访,诉患儿癫痫未再复发。

六、心律失常、二度Ⅰ型房室传导阻滞

生脉渗饮治心律失常、二度Ⅰ型房室传导阻滞(气阴两虚证)

吴某,女,2 岁 6 个月。2018 年 3 月 13 日初诊。

【主诉】发现二度房室传导阻滞(2:1下传)3 月余。

【现病史】患儿于 2018 年 1 月因睡眠差,整夜辗转不安,伴长叹气 10 日,于昆明某医院检查,诊断为二度房室传导阻滞,后赴北京某医院就诊,心电图示二度房室传导阻滞,诊断为二度房室传导阻滞(2:1下传)、感染性心肌炎、上呼吸道感染。经用"丙球蛋白""甲泼尼松"等治疗,病情稳定,现白天心率 50 次/分,夜间心

率 34 次/分,但因患者家属不愿安装人工心脏起搏器而转至我门诊治疗。

【诊断】心律失常,二度房室传导阻滞(2∶1下传)(气阴两虚证)。

【治法】养阴复脉。

【处方】生脉三参饮加减。

南沙参 10 g	炒酸枣仁 10 g	川芎 10 g	赤芍 10 g	瓜蒌皮 10 g
甘松 10 g	麦冬 10 g	炙远志 10 g	苦参 10 g	炒枳壳 10 g
桂枝 10 g	丹参 10 g	首乌藤 10 g	浮小麦 30 g	炙甘草 10 g

水煎服,每剂分 2 日服,共 6 剂。

2018 年 4 月 3 日二诊 患者服上方后症状明显好转,现已无明显憋气,无明显唇紫,无咳嗽、流涕、发热,心率白天 110 次/分,夜间心率 40 次/分,纳差,睡眠差,夜惊、鼾作,运动后难喘气,大便可,小便调,舌红少津。

【处方】生脉三参饮合四逆散佐酸枣仁汤加减。

南沙参 15 g	炒酸枣仁 10 g	川芎 10 g	石菖蒲 10 g	瓜蒌皮 10 g
麦冬 15 g	炙远志 10 g	丹参 15 g	丝瓜络 5 g	浮小麦 20 g
桂枝 10 g	甘松 10 g	苦参 10 g	首乌藤 15 g	炙甘草 10 g

水煎服,每剂分 2 日服,共 6 剂。

2018 年 4 月 17 日三诊 患儿服上药后睡眠较安稳,运动后难喘气较前缓解,夜间仍鼾作,近日稍进食后出现呕吐,呕吐物为胃内容物,近日大便稀,一日 2 行,现无明显憋气,无明显唇紫,无咳嗽、流涕、发热,纳差,小便黄。舌红少津,苔根腻,脉细数。

【处方】生脉散合酸枣仁汤加减。

丹参 15 g	五味子 10 g	首乌藤 15 g	桂枝 10 g	甘松 10 g
南沙参 15 g	白芍 10 g	石菖蒲 10 g	葛根 10 g	法半夏 5 g
麦冬 15 g	炒酸枣仁 10 g	炙远志 10 g	苦参 10 g	炙甘草 10 g

水煎服,每剂分 2 日服,共 15 剂。

至此病情基本控制,患儿改每月复诊一次,故予 15 剂,开水煎服。2019 年改每 3 个月复诊一次。

2019 年 7 月 19 日四诊 基本症状已稳定,心率 90 次/分,现患儿夜间睡觉偶见憋醒,易翻身、踢被、盗汗、打鼾,喜俯睡,活动后两颧潮红、汗大,神佳,纳眠可,小便调,大便质可,每日一解。舌红少津,脉沉细。予 10 剂以期巩固。

【处方】生脉三参饮加减。

南沙参 15 g	麦冬 15 g	丹参 15 g	川芎 10 g	炒酸枣仁 15 g
石菖蒲 10 g	苦参 10 g	浮小麦 20 g	葛根 15 g	桂枝 10 g

甘松 10 g   瓜蒌皮 15 g   枳壳 10 g   桔梗 10 g   炙甘草 5 g

水煎服,每剂分 2 日服,共 10 剂。

2019 年 8 月 28 日,随访观察 1 年,心率基本在 80～100 分/次,时有咳嗽、发热、流涕等外感症状,但都能维持基本心率在 90 次/分左右。

按 房室传导阻滞在中医里并没有明确的病名,根据临床所表现的症状来归类,大多归类成心悸、怔忡、少气、短气等,多因阴血亏损,心失所养,或阴虚火旺,上扰心神,或心阳不振,不能温养心脉,亦有水饮凌心,饮邪上犯,心阳被抑所致。此患儿心率每分钟仅 36 次,且两颧红、性怪、易激惹、舌红少津,皆为阴血亏损、心失所养之征,以生脉三参饮为主方,增其液而复其脉,再参考每次复诊时的不同兼证,随证变化加减药,用药精简准确。初期恐五味子性温动火,故初期去之,后期患儿出现汗大,又加五味子敛汗与收心耗散之气;鉴于睡眠差,配伍以酸枣仁、川芎即成酸枣仁汤,以养心安神、清热除烦;更思考患儿表现为虚实夹杂,邪郁于内之证,故难喘气,在方中加上枳壳、瓜蒌皮组成四逆散、小陷胸汤,佐以丹参活血、调畅气机;苦参养阴,《神农本草经读》谓其可治心腹结气。其中之妙在于使用芳香开窍的甘松来运化枢机,《本草求证》认为甘松归心经,味甘性温,有解郁通阳的功效。以甘松配伍诸参,在顾护人体之本之际,运化枢机,宣泄胸中郁邪,一守一走,动静搭配,方得奇功。

七、新生儿黄疸

茵陈蒿汤治新生儿黄疸(湿热蕴蒸证)

赵某,男,26 天。2021 年 8 月 31 日初诊。

【主诉】目黄、皮肤黄 22 日。

【现病史】患儿顺产,二胎,出生时体重 3 640 g,无产伤,出生 4 日后,出现皮肤巩膜黄染。经皮黄疸检测为 16.8 mg/dL。患儿精神可,奶量可,母乳喂养,嘴唇皲裂,易激惹,睡眠可。大便糊状,夹奶瓣,每日 4 次,小便调。舌红,苔黄腻。

【诊断】新生儿黄疸(湿热蕴蒸证)。

【治法】清热利湿。

【处方】茵陈蒿汤加减。

茵陈 15 g   茯苓 15 g   泽泻 15 g   枳实 15 g   桂枝 10 g
虎杖 10 g   金钱草 10 g   焦栀子 10 g   白豆蔻 10 g   菟丝子 10 g
姜黄 5 g   大黄 10 g 后下   柴胡 15 g   甘草 10 g

水煎服,每剂分2日服,共6剂。乳母服药。

按 新生儿黄疸是一种极为常见的新生儿病证,患儿多表现为身黄、目黄、尿黄。本案患儿皮肤、巩膜黄染22日,迟迟未见消退。脾主运化,开窍于口,其华在唇,患儿嘴唇皲裂,乃湿热蕴结脾胃之象。易激惹乃肝经火炽,肝失疏泄的表现。湿热碍滞脾胃运化见大便糊状,夹有消化的奶瓣。舌象亦为湿热蕴蒸之佐证。茵陈、栀子、大黄以清热利湿、利胆退黄,茵陈为除湿散热结之要药也;虎杖、姜黄活血祛瘀;枳实辛散苦泄、通热结;桂枝发汗解肌、温通经脉、助阳化气;菟丝子补益肝脾,肝脾气旺,湿热自去;柴胡疏散肝经湿热;豆蔻行气温中以化湿热;茯苓、泽泻、栀子引湿热从小便去;甘草调和诸药。患儿出生仅26日,考虑到用药安全性问题以及中药难入,嘱其乳母服药,用酿乳的方法对患儿进行治疗。2周后随访,诉服药3剂后,患儿全身黄消退,诸症皆愈。

第三节

脾 胃 系 疾 病

一、厌食

(一) 香苓开胃方治厌食(脾失健运证)

舒某,女,3 岁。2022 年 3 月 7 日初诊。

【主诉】食欲下降、食量减少 1 年余。

【现病史】食欲不振,食量减少,呃逆频作,形体偏瘦,易激惹,睡眠差,易醒,喜俯卧,二便调。舌淡红,苔白腻。

【诊断】厌食(脾失健运证)。

【治法】醒脾开胃。

【处方】香苓开胃方加减。

藿香 10 g	茯苓 10 g	法半夏 10 g	陈皮 10 g	白芍 10 g
佛手 10 g	柴胡 10 g	炒麦芽 10 g	炒鸡内金 10 g	槟榔 5 g
公丁香 10 g	薏苡仁 10 g	丝瓜络 5 g	芦根 15 g	甘草 5 g

水煎服,每剂分 2 日服,共 6 剂。

2022 年 3 月 19 日二诊 纳转佳,现仍有呃逆,腹胀,盗汗,头颈部为甚,睡眠欠安,翻身踢被,二便调,舌象如前。上方去陈皮、柴胡、丝瓜络、公丁香,加淡竹叶以清心热,山茱萸以平肝止汗,益智仁以安神,莪术以活血化瘀。6 剂,每日 1 剂,水煎服。

2022 年 3 月 31 日三诊 呃逆,腹胀,盗汗均减,睡眠好转,守方继服 3 剂,每 2 日 1 剂,水煎服。随访,诉食欲大增,诸症已愈。

按 脾喜燥恶湿,脾病多以湿邪为患,且小儿脾常不足,内湿、外湿皆易困遏脾气,成脾困不苏之态。本案患儿食欲差,食量少,伴呃逆频作、易激惹,结合舌淡红,苔白腻,脾胃失健,水谷不化,停滞胃肠,辨证为脾失健运证。方选香苓开胃方加减,藿香微温味辛,归脾胃肺经,芳香醒脾,化浊开胃,"为湿困脾阳,倦怠无力,饮食不好,舌苔浊垢之最捷之药"(《本草正义》)。小儿脏气清灵,藿香温而不燥,香而不烈,以轻平之质拨清灵之气,则枢机转动,脾胃安和,饮食有增。茯苓"有土位中央而枢机旋转之功"(《本草崇原》),可复脾胃之升降而助其健运,其性平甘淡,故利湿而不损正气,免伤小儿脏腑之娇嫩。藿香与茯苓相伍,湿浊得化,脾阳得展,气机得调。"脾健贵运不贵补",陈皮、佛手、槟榔、木香等药燥湿运脾、行气和胃,与藿香、茯苓相配,可疏脾湿而通其滞;脾气健运则饮食得入,精微可输。"土爱暖喜芳香",辛能行气,香能通气,化湿药多辛香温燥,入脾、胃经,芳香之品能醒脾化湿、燥湿健脾,行中焦之气机,解除因湿浊引起的脾胃气滞之病机。全方以芳香药物为君,脾胃健运,气机调畅,则胃纳自开。厌食初诊重在调理脾胃气机,恢复脾胃功能。二诊患儿夜眠不安、盗汗,加淡竹叶清心热、山茱萸止汗、益智仁安神,厌食久者多伴气滞血瘀,佐莪术活血化瘀运脾。服药后食欲大增,盗汗、睡眠好转,三诊守方继续调护,随访诸症已愈。

(二) 沙麦益胃汤治厌食(脾胃阴虚证)

杨某,男,5岁。2021年6月3日初诊。

【**主诉**】不欲饮食半个月余。

【**现病史**】患儿近半个月来不欲饮食、挑食,脾气怪、易激惹,手足心热,睡眠欠安,翻身踢被,大便干燥如羊粪,2~3日一解,小便尚可。舌红少津,苔微腻。

【**诊断**】厌食(脾胃阴虚证)。

【**治法**】养阴益胃,润肠通便。

【**处方**】沙麦益胃汤加减。

藿香 10g	茯苓 10g	玄参 10g	生地黄 10g	麦冬 10g
枳实 10g	姜厚朴 10g	槟榔 10g	瓜蒌仁 15g	郁李仁 15g
火麻仁 15g	白芍 10g	炒麦芽 10g	炒鸡内金 10g	甘草 5g

水煎服,每剂分2日服,共6剂。

2021年6月15日二诊　服药后食欲好转,大便调畅,首方再服3剂后病愈。

按　小儿素体阴虚,或热病伤阴,或嗜食辛辣温燥,热灼胃阴,受纳腐熟失职,故纳食不香。脾胃调和,则口能知五谷饮食之味。胃司受纳,必先通降,而通降之力必本于脏腑阴阳相互协调,阴主降而阳主升,胃之阴津不足,阴虚则内热,热则气升散,热气蒸腾于胃之上口,胃气只升不降或降不及升,纳谷必少,此"邪热不消谷"也。本案患儿以不欲饮食、挑食为主症,伴易激惹,手足心热,大便干,结合舌红少津,苔微腻,辨证为脾胃阴虚证,方选沙麦益胃汤加减。藿香微温味辛,芳香醒脾,化浊开胃,以轻平之质拨枢机转动,则饮食有增;茯苓性平味甘淡,与藿香相伍以调气机,脾阳得展;玄参苦咸而寒,养阴清热生津,助肾水以化肠燥;生地黄与玄参相须相宜,共奏壮水生津、清热滋阴之效;肺与大肠相表里,故用麦冬滋肺增液,生津润肠以化燥,为佐药,三药合用,寓"增液汤"之义,以补药之体,作泻药之用,既可攻实,又可防虚;厚朴、枳实、槟榔行气散结、消痞除满;瓜蒌仁、郁李仁、火麻仁共启行气润燥通肠之功;白芍酸甘敛阴,又助缓急柔肝;炒麦芽、鸡内金以健运中焦、下气消食;甘草健脾和中,调和诸药,为佐使。综上所述,厌食主要以"消"和"运"为主,而"消""运"太过易伤"稚阴"之体,使胃阴更伤。治胃阴虚不饥不纳,当用清补润养之药,如麦冬、沙参、玉竹、杏仁、白芍、石斛、茯神、粳米、麻仁、扁豆等(《类证治裁》)。

(三)柴芍温胆汤治厌食(肝脾不和证)

赵某,男,7岁。2021年5月21日初诊。

【主诉】食欲下降、食量减少半个月余。

【现病史】不欲饮食,食量减少,平素性情急躁,易激惹,睡眠欠安,喜俯卧,翻身踢被,大便调,日行一次,小便不能自控,无尿频、尿急、尿痛。舌质红,苔薄白。

【诊断】厌食(肝脾不和证)。

【治法】健脾益肾柔肝。

【处方】柴芍温胆汤加减。

柴胡 10 g	白芍 15 g	陈皮 15 g	法半夏 15 g	茯苓 15 g
制远志 15 g	石菖蒲 15 g	钩藤 15 g后下	首乌藤 15 g	补骨脂 15 g
益智仁 15 g	山茱萸 10 g	金樱子 15 g	芡实 15 g	甘草 10 g

水煎服,每剂分2日服,共6剂。

2021年6月2日二诊 服药后,患儿食欲改善,情绪好转,效不更方,予原方再服7剂而告愈。

按 厌食是以脾胃为中心的整体失调,并涉及肝、肾。厌食的治疗与调养应从先后天方面入手,补肾以助脾土,醒脾健运,补肾柔肝。本案患儿以食欲差、食量少为主症,伴性急、易激惹,小便不能自控,此乃肝郁气滞、肾气不固、纳运失司,辨证为肝脾不和证,方选柴芍温胆汤加减。柴胡和解表里、疏肝升阳;白芍平抑肝阳、柔肝止痛;陈皮理气化痰、健脾导滞;半夏燥湿化痰、降逆止呕、消痞散结;茯苓健脾宁心;甘草和中缓急;加制远志、石菖蒲、钩藤、首乌藤以安神定志。小儿脏腑娇嫩,形气未充,具有"脾常不足""肾常虚"等生理特点。脾的运化功能须赖肾阳的温煦、蒸化才能健旺,补肾能够达到温运脾阳以助运化的作用,即"益火补土",肾所藏先天之精及其化生的元气靠脾所传输的营养物质不断补充方能充盛,补脾亦即补肾。患儿此时正处于肾气未充的阶段,火不生土,则受纳运化功能低下,还出现小便不能自控,故加补骨脂温脾暖肾,消水化食,升达肝脾;益智仁和中调气,燥湿温寒,益气安神;山茱萸、金樱子、芡实以固精缩尿。二诊守方继续调护,随访诸症已愈。小儿神气怯弱,易受惊恐,若暴受惊吓,所欲不遂,环境改变等,可致情志抑郁,肝失条达;或平素娇纵惯养致小儿任性骄横,稍拂其意则愤怒哭闹,怒躁久郁,必克伐中土,使受纳运化壅滞。脾虚者肝木必旺,肝火易亢,而肝旺者则脾土受贼,脾胃愈亏,故用柴芍温胆汤为主方以疏肝健脾和胃。

(四) 保和桃术汤治厌食(食瘀互结证)

龚某,男,5岁。2022年7月18日初诊。

【主诉】食欲不振3年余。

【现病史】患儿自3年前"感冒"后出现纳差、挑食,体重无明显变化,平素脾气怪、易激惹,睡眠欠安,易翻身踢被,偶打鼾,大便先干后稀,平素3~5日一解,小便黄。舌淡,苔白腻。

【诊断】厌食(食瘀互结证)。

【治法】健脾理气化瘀,消积导滞开胃。

【处方】保和桃术汤加减。

藿香10g	法半夏10g	茯苓10g	白术15g	佛手10g
白芍10g	炒麦芽10g	炒鸡内金10g	薏苡仁10g	芦根15g
石菖蒲10g	连翘10g	桃仁10g	醋莪术5g	甘草5g

水煎服,每剂分2日服,共6剂。

2022年7月30日二诊 纳增,时有鼻衄,盗汗,二便调。去连翘、石菖蒲、白术,加白茅根收敛止血、陈皮健脾理气、淡竹叶清心除烦。再服6剂,每日1剂,水煎服。1个月后,诸恙皆瘥。

按 小儿厌食症病久,因气血化生乏源而影响小儿生长发育,可转为疳证。厌食可累及代谢,导致体格发育迟缓、营养不良、免疫力下降等,严重影响患儿身心健康。发病年龄以1~6岁多见。小儿厌食症属脾胃病范畴,病位主要在脾胃。病机为脾运胃纳功能失常。以运脾开胃为基本治则。本案患儿系外感后出现纳差,且病程长,长期厌食,必有瘀滞存在,食瘀互结,碍于脾胃,故迁延不愈,辨证为食瘀互结证。方用保和桃术汤加减。藿香芳香醒脾,化浊开胃,茯苓复脾胃之升降而助其健运;脾健贵运,方中以半夏、白术、佛手、石菖蒲、薏苡仁等药燥湿运脾,行气和胃,与藿香、茯苓相配，可疏脾湿而通其滞，脾气健运则饮食得入，精微可输；芦根、白芍健胃矫味，柔肝生津；食积易于化热，故又佐以苦而微寒之连翘，既可散结以助消积，又可清解食积所生之热；莪术辛散苦泄，入肝、脾二经，能行气止痛，消食化积，在攻积药中，属平稳之剂，对于厌食症见腹满，按之硬者，常加莪术，除食瘀之顽积，从而达到祛邪扶正之效，但不可久服，且用量不宜过大；桃仁气平，味苦甘，甘以行血，苦以散结，则瘀者化，闭者通，而积者消也；炒麦芽、鸡内金以健运中焦，下气消食；甘草和中缓急，调和诸药。全方共奏醒脾助运、开胃和中之功。

临床上厌食患儿如见大便干结难解，加枳实、厚朴、白术等消积导滞；郁李仁、火麻仁、瓜蒌仁、肉苁蓉等润肠通便；玄参、生地黄等滋阴通便。如见汗出过多，加桑叶、浮小麦、山茱萸等固表敛汗。如见舌苔厚腻，加芦根、淡竹叶、薏苡仁、冬瓜仁健脾利湿。如见腹痛，加乌药、延胡索行气止痛；如见腹胀，加槟榔行气消积，或加连翘清解食积之热。如见性情急躁易怒，加银柴胡、佛手疏肝理气。如见泄泻，加山药、炒薏苡仁、炒车前子健脾止泻。如见食积，加莱菔子消食化积。如见扁桃体肿大，加薏苡仁、丝瓜络消肿排脓。也可时常酌情使用云南地方中草药，如红土瓜、蓝花参、荠菜花、芸香草等以健脾开胃。

现代研究表明，芳香类中药富含挥发油，对发病机制各异的肠黏膜损伤有非特异性保护作用，可有不同程度的刺激嗅觉、味觉的作用，增加胃黏膜血流、兴奋肠管蠕动，使胃肠推动加快；具有促进上皮细胞脂蛋白转运，提高消化酶活性等多方位作用。

二、呕吐

（一）藿香苏梗二陈汤治呕吐（脾虚湿盛证）

刘某，女，16 岁。2022 年 3 月 8 日初诊。

【主诉】 呕吐、解黄色稀水样便 4 日。

【现病史】 患儿无明显诱因下出现呕吐胃内容物，非喷射性，未见咖啡渣物质，平素每日呕吐 2～3 次。伴腹痛，以脐周明显，近日平均解黄色稀水样便每日 4 次，无发热，纳差、睡眠可，精神欠佳，疲倦乏力，小便可。舌淡红，苔白腻。

【诊断】 呕吐（脾虚湿盛证）。

【治法】 行气化湿止呕。

【处方】 藿香苏梗二陈汤加减。

| 藿香 15 g | 紫苏梗 15 g | 法半夏 10 g | 白豆蔻 10 g | 茯苓 10 g |

乌梅 5 g　　　焦山楂 10 g　　　葛根 10 g　　　炙延胡索 10 g　　　仙鹤草 10 g

白芍 10 g　　　车前子 10 g_{包煎}　木香 10 g　　　黄连 5 g　　　　甘草 10 g

水煎服,每剂分 2 日服,共 6 剂。1 周后电话随访,服药后愈。

按　呕吐多因饮食生冷,脾胃不和,运化失健,以致湿聚呕吐。本案患儿呕吐,伴腹泻、腹痛等症状,纳差、睡眠可,精神欠佳,疲倦乏力,小便可。舌淡红苔白腻,辨证为脾虚湿盛证。方选藿香苏梗二陈汤加减。藿香、苏梗理气化痰,使气顺则湿去;法半夏燥湿化痰,和胃止呕;又以茯苓健脾渗湿;甘草和中益脾;以葛根升阳止泻;稍佐乌梅,味酸收敛,配半夏散中有收,使其不致辛散太过。凡是湿困脾土呕吐,均可用本方增损治之。患儿纳差,再予焦山楂消食开胃;腹痛,予炙延胡索、木香、白芍行气缓急止痛;车前子利水渗湿。藿香苏梗二陈汤是由二陈汤加减而来,二陈汤出自《太平惠民和剂局方》,是治疗湿痰的要方。湿痰之成,多因饮食生冷,脾胃不和,运化失健,以致湿聚成痰。方中半夏燥湿化痰,和胃止呕;橘红理气化痰,使气顺则痰降;气行则痰化,痰由湿生,故以茯苓健脾渗湿;甘草和中益脾;煎加生姜,既制半夏之毒,又协同半夏、橘红和胃祛痰止呕;少佐乌梅,味酸收敛,配半夏散中有收,使其不致辛散太过。凡是痰湿为患,均可用本方增损治之。

(二) 柴芍温胆汤合四逆散治呕吐(肝气犯胃证)

董某,男,6 岁。2021 年 9 月 12 日初诊。

【主诉】 反复呕吐 3 个月,再发 1 周。

【现病史】 患儿近 3 个月易反复恶心、呕吐,甚时每日 2～3 次,呕吐清水、痰涎,非喷射状,情绪激动时加重,偶见于餐后及运动后,无头痛、腹痛,无反酸、口苦,无发热、咳嗽等。纳可,睡眠欠佳,安睡困难,易醒,大便稍干,每日一解,小便调。查体:生命体征平稳,心肺腹查体未见异常,咽充血,扁桃体无肿大。舌尖红,苔微黄腻,脉弦。

【诊断】 呕吐(肝气犯胃证)。

【治法】 疏肝理气,和胃降逆。

【处方】 柴芍温胆汤合四逆散加减。

柴胡 10 g　　　白芍 10 g　　　法半夏 10 g　　　陈皮 10 g　　　茯苓 10 g

竹茹 10 g　　　枳实 10 g　　　芦根 15 g　　　薏苡仁 15 g　　　藿香 10 g

紫苏梗 10 g　　公丁香 5 g　　　厚朴 10 g　　　枳实 10 g　　　甘草 5 g

水煎服,每剂分 2 日服,共 6 剂。

按　《幼幼集成·呕吐证治》曰:"夫呕吐者,阳明胃气下行则顺。今逆而上行,故作呕吐。盖小儿呕吐,有寒有热有伤食……其病总属于胃。"故小儿呕吐,无论外感寒热,内伤饮食,还是情志失宜,素体虚弱,终属胃失和降,胃气上逆所致。因此,和胃降逆成为治疗小儿呕吐的大法。本例患儿常在情绪激动时出现呕吐,缘因情志怫郁,肝气不舒,横逆犯胃,胃气上逆故呕吐,且伴呕吐痰涎,故治以疏肝理气、和胃降逆,予柴芍温胆汤合四逆散以和枢机、化痰湿,加芦根清热止呕除烦;薏苡仁健脾利湿;"芳香之气助脾胃",故用藿香、紫苏梗、公丁香理气行滞以复脾胃升降;厚朴、枳实理气行滞通便。在临床上用"和枢机、化痰湿"之法治疗肝胃不和证呕吐常效如桴鼓。患儿服上药后未再腹痛。予温中、行气、散结、缓急止痛之品治疗小儿腹痛,卓有特色。

三、腹痛

(一)柴芍温胆汤治腹痛(气机阻滞证)

高某,女,4 岁。2020 年 8 月 25 日初诊。

【主诉】阵发性腹痛 1 个月余。

【现病史】患儿 1 个月前无明显诱因下出现腹痛,未予重视。近 1 个月症状加重,腹痛时作,脐周隐痛,痛势不甚,多于夜间发作,可自行缓解,腹痛拒按,得温则减;患儿平素易惊,盗汗,头部为主。纳少,眠欠安,伴梦呓,偶惊醒哭闹;大便 2 日一解,小便偏黄,味稍重。舌淡红,苔白稍腻。辅助检查:2020 年 8 月 18 日腹部 B 超示胆囊壁点状强回声,脐周肠系膜多个淋巴结。

【诊断】腹痛(气机阻滞证)。

【治法】行气散结。

【处方】柴芍温胆汤加减。

柴胡 10 g	白芍 10 g	乌药 10 g	陈皮 10 g	茯苓 15 g
连翘 5 g	炒荔枝核 10 g	醋延胡索 10 g	丝瓜络 5 g	薏苡仁 20 g
蒲公英 10 g	木香 10 g	浙贝母 15 g	甘草 5 g	

水煎服,每剂分 2 日服,共 6 剂。

按 《幼幼新书》曰"小儿腹痛,多由冷热之气,与脏气相击,故痛也",指出腹痛病机在于冷热之气相搏于脾胃肠腑,气滞不行,不通则痛,故宜调理气机,疏通经脉。本案患儿主症为腹痛时作,脐周隐痛,疼痛拒按,得温则减为主,舌淡红,苔白稍腻,辨证为气机阻滞证。方选柴芍温胆汤加减,既温中行气消滞,又散结缓急止痛。柴胡用中剂量以行中焦郁结滞气,乌药行气温中止痛,俱为君药;芍药酸甘敛阴,既防君药行气太过,又助缓急止痛,为臣药;陈皮、木香芳香性温,助君行中焦气滞,茯苓健脾益气,助脾复运;连翘防积滞化热;患儿腹内淋巴结肿大,属中医之痰核聚结,荔枝核、浙贝母、丝瓜络俱能行气化痰散结;蒲公英可顺肠腑之滞,薏苡仁通理小便,助积滞下行排出;延胡索专攻止痛之能,共为佐药;甘草健脾和中,调和诸药,为佐使。诸药合用,中焦气运得通,痰核结聚得散,腹痛自已。1周后随访,患儿服上药后未再腹痛。

(二)五仁润肠方治腹痛(肠热腑实证)

杜某,女,5岁。2021年6月21日初诊。

【主诉】反复腹痛3个月余。

【现病史】患儿3个月前无明显诱因下出现腹痛,未予重视。近日症状加重,腹痛时作,脐周为主,痛势不甚,便后缓解,常伴食后腹胀,患儿平素大便干燥,甚则干结如羊矢状,1~2日一解,偶诉双眼干痒,可闻口中异味。纳偏少,睡眠欠安,喜俯卧而眠,寐中翻身频繁,小便偏黄,味稍重。舌尖稍红,苔黄厚。

【诊断】腹痛(肠热腑实证)。

【治法】润肠消积。

【处方】五仁润肠方加减。

杏仁10g	瓜蒌仁15g	郁李仁15g	火麻仁15g	枳实10g
厚朴10g	丝瓜络5g	延胡索15g	薏苡仁15g	蒲公英10g
槟榔10g	炒鸡内金10g	莱菔子10g	连翘5g	甘草5g

水煎服,每剂分2日服,共6剂。

按 《金匮悬解》载"腑气不同,故腹满而痛。而饮食如故,则内证非寒",指出若肠腑不同,则气滞于腹,不能通行,故腹胀腹痛。本案患儿主症腹痛以脐周为主,痛势不甚,便后可缓解,患儿大便秘结,燥如羊矢,提示肠燥失濡,宜濡润肠腑,健运中焦,辨证为肠热腑实证。方选五仁润肠方加减。杏仁润肠,《滇南本草》言杏仁"润肠胃,消面粉积,下气";瓜蒌仁味甘性润,功在润肠降气,二者共为君药。郁李仁、火麻仁皆能润肠通便,枳实、厚朴降气通腑,消积除满,四者为臣药。患儿肠腑失润,食积于内,以鸡内金、莱菔子健运中焦,下气消积;食积易化热生痰,薏苡仁、蒲公英清热利湿,引湿热从小便而解;连翘解肠腑之积热,又使诸濡润之剂补而不滞;又以丝瓜络通经顺气,槟榔破积下气,宣通肠腑,延胡索功专止腹痛,诸上为使药。甘草健脾和中,调和诸药,为佐使。诸药合用,肠腑得润,气滞得通,则腹痛、腹胀、便秘自痊。1周后随访,患儿服上方后未再腹痛。

（三）桂附理中丸治腹痛（阳虚寒凝证）

江某,女,5岁。2019年3月12日初诊。

【主诉】反复腹胀腹痛4年余。

【现病史】患者自觉脐周胀痛,每次持续约30分钟,拒按,无呕吐,偶有头晕。进食豆类后,自觉小便不畅,解小便时轻微涩痛感,无尿急,无血尿。纳眠可,大便溏,小便黄,舌体胖大,边有齿痕。舌淡,苔薄白。

【诊断】腹痛(阳虚寒凝证)。

【治法】温中驱寒止痛。

【处方】桂附理中丸加减。

柴胡10g	桂枝10g	熟附片10g	白术10g	干姜10g
小茴香10g	木香10g	乌梅10g	黄连10g	法半夏10g
延胡索10g	公丁香10g	潞党参10g	甘草10g	甘松10g

水煎服,每剂分2日服,共6剂。

按 根据小儿生理特点,中医认为小儿脏腑娇嫩,形气未充,对外界环境的防御力尚不健全,易感受外邪而发病。《幼幼新书》中提到"小儿腹痛,多由冷热之气,与脏气相击,故痛也",指出腹痛病机在于冷热之气相搏于脾胃肠腑,脾胃运化失常,肠腑气滞,不通则痛;加之小儿先天禀赋不足,脾胃素虚,中阳不振,易发为腹痛。本案患儿发病日久,舌体胖大,边有齿痕,辨证为阳虚寒凝证。方选桂附理中丸加减。以桂枝、熟附片、干姜、小茴香、公丁香温中散寒,行气建中;柴胡、延胡索、甘松、木香以行气止痛,开郁醒脾;潞党参、白术健脾化湿;法半夏、黄连、乌梅寒热平调,理气止痛;甘草调和诸药,兼以缓急止痛。

四、泄泻

（一）保和白术散治泄泻（食滞肠胃证）

舒某,女,2岁。2021年7月16日初诊。

【主诉】腹泻2日。

【现病史】患儿2日前因饮食不洁而出现大便次数增多,每日3~5次,呈黄色水样便,夹有未消化食物,无恶心、呕吐,鼻塞,纳差,睡眠可,小便量正常,色稍黄。舌红,苔白腻。

【诊断】泄泻(食滞肠胃证)。

【治法】消食导滞,和中止泻。

【处方】保和白术散加减。

焦神曲 10g	焦山楂 10g	法半夏 10g	陈皮 10g	茯苓 15g
木香 10g	葛根 10g	炒薏苡仁 20g	炒车前子 15g包煎	炒白扁豆 10g
炒白术 15g	连翘 5g	炒莱菔子 10g	甘草 5g	

水煎服,每剂分2日服,共3剂。

按 本案患儿主症为泄泻,呈黄色水样便,夹不消化食物,辨证为食滞肠胃证。根据小儿生理特点,中医学认为小儿脾常不足,运化功能尚不完全,易伤于饮食。泄泻病位在脾胃,病机在于脾胃受伤,水反为湿,谷反为滞,合污下降,故宜健运脾胃,化湿泻浊。方选保和白术散加减,既健运脾胃,又消食化滞。山楂、神曲消食健脾,能消乳食陈腐之积,共为君药;炒白术健脾益气,恢复运化之能,"清气在下,则生飧泻",合葛根助脾升清,共为臣药;半夏、陈皮行气化滞,和木香"散滞气,调诸气",辛温芳香助脾开胃;食积内停,易于化热生湿,配茯苓、薏苡仁、炒车前子、炒白扁豆健脾化湿和中,利小便实大便;连翘清热散结;莱菔子消食下气,引中焦滞气而出;共为佐药;甘草健脾和中,调和诸药,为佐使。诸药合用,食积得化,胃气得和,消补兼施,升降并调。1周后随访,患儿服上药2剂后泄泻得止,饮食恢复。予健脾益气、消食化滞之品治疗小儿食积,消补兼施,升降并调,使脾之清气得升,胃气下降,邪气得有出路,泻利自止。

(二)葛根银连汤治泄泻(湿热证)

黄某,男,1岁。2020年8月30日初诊。

【主诉】腹泻半个月余。

【现病史】患儿半个月前无明显诱因下出现解黄色稀水样便,便时无哭闹,遂于昆明某医院就诊,予"益生菌"等药物治疗。辅助检查示:大便常规潜血(+),轮状病毒(一)。经治疗后未见明显缓解,特来我处就诊,现患儿大便次数仍多,少则每日6~7次,多则12~13次,大便呈黄色稀糊状,小便量偏少。纳稍减,饮水量正常。舌红,苔黄稍腻,苔面湿润。

【诊断】泄泻(湿热证)。

【治法】清热利湿。

【处方】葛根银连汤加减。

葛根 15g	炒黄芩 10g	胡黄连 10g	桔梗 10g	荷叶 10g
泽泻 10g	炒车前子 10g包煎	茯苓 10g	炒地榆 5g	仙鹤草 10g
银花 10g	石榴皮 10g	焦山楂 10g	木香 5g	甘草 5g

水煎服,每剂分2日服,共3剂。

按 治疗泄泻重在"运脾化湿",再根据不同证型,实则祛邪,虚则扶正。湿热证多因湿热蕴结大肠,传化失司所致。本案患儿主症泄泻,便次明显增多,便质黄色稀糊状,病在大肠,小儿脏腑娇嫩,易于受邪,若湿热侵袭大肠,湿性黏腻则病程迁延,湿热留着大肠而利不止,辨证为湿热证,故应清利湿热为法。方选葛根银连汤加减。葛根味辛、甘,性凉,功在升脾胃清阳而止泻,为君药。炒黄芩清热燥湿、涩肠止泻,患儿下利日久,阴津亏耗,舍黄连而用胡黄连清虚热,虚实并治,共为臣药。荷叶、茯苓解中焦之湿,泽泻、炒车前子渗下焦湿热,并引湿热从小便而出,中下二焦并治;焦山楂合木香助运中焦,合奏行气消滞,助脾化湿之能;银花清热解毒止痢,防热入血分;桔梗主"腹满及肠鸣幽幽,辛散升发,苦泄甘和",又"利五脏肠胃";加用仙鹤草、炒地榆、石榴皮收涩止泻,三者虽涩肠而不留寇,以上俱为佐药。甘草健脾和中,调和诸药,为佐使。诸药合用,得清热利湿,收涩止泻之功,补敛得宜。1周后随访,患儿服上药4剂后泄泻得止,饮食恢复。

(三) 痛泻苡梅方治泄泻(脾虚肝旺证)

卢某,男,1岁。2021年5月16日初诊。

【主诉】腹泻、发热1日。

【现病史】患儿昨日无明显诱因下出现腹泻,水样便,完谷不化,每日10次,伴发热,热峰37.8℃,今日中午热退,精神可,辅食喂养,纳差,小便调。舌淡红,苔白,苔面湿润。

【诊断】泄泻(脾虚肝旺证)。

【治法】疏肝理脾,表里同治。

【处方】痛泻要方加减。

柴胡10g	桔梗10g	葛根10g	防风10g	炒车前子10g
板蓝根10g	茯苓10g	泽泻10g	木香10g	仙鹤草10g
石榴皮10g	焦山楂10g	炒薏苡仁10g	乌梅10g	甘草10g

水煎服,每剂分2日服,共3剂。

按 本例患儿病在脾胃,与肝密切相关,肝脾不和,脾困湿盛,升降失司,又兼外感发热,根据舌淡红、苔白厚腻,予痛泻苡梅方加减以疏肝理脾、表里同治。柴胡、木香疏肝理气;防风、桔梗、葛根、板蓝根解在表之邪热;炒车前子、茯苓、泽泻、炒薏苡仁健脾利湿止泻;石榴皮、仙鹤草、焦山楂、乌梅收敛止泻安肠;甘草调和诸药。本方表里同治,肝脾并调,1周后随访,患儿服上药2剂后泄泻得止,饮食恢复。

（四）香诃止泻方治泄泻（脾虚湿盛证）

严某，女，1岁。2018年8月6日初诊。

【主诉】泄泻3日。

【现病史】患儿3日前进食"车厘子"后出现呕吐，发热。症状缓解后出现解黄色稀水样便，近3日来平均每日解大便1～2次，伴腹胀，现无发热，纳差，睡眠欠安、易醒，小便量少。舌淡红，苔白稍腻，脉濡。

【诊断】泄泻（脾虚湿盛证）。

【治法】运脾化湿，行气止泻。

【处方】香诃止泻方加减。

藿香10g	苏梗10g	法半夏10g	陈皮10g	茯苓10g
苏叶10g	桔梗10g	炒白术10g	车前子10g	石榴皮10g
焦山楂10g	神曲10g	诃子10g	甘草10g	

水煎服，每剂分2日服，共3剂。

按　泄泻是以大便次数增多、大便性状改变为特点的常见消化道疾病。小儿由于脾常不足、稚阳未充、稚阴未长，稍有不慎即易泄泻。本案患儿因进食"车厘子"后脾胃损伤而致黄色稀水样便，舌淡红，苔白稍腻，脉濡。辨证为脾虚湿盛证，方选香诃止泻方加减。藿香、茯苓、法半夏、陈皮、苏梗、苏叶共奏运脾化湿、行气止泻之功；诃子、石榴皮、车前子涩肠止泻；炒白术、焦山楂、神曲健脾益胃。中医学认为，中焦运化失常，湿邪内盛，蕴结肠腑是泄泻的主要病机，临床治疗多以健脾、化湿、消积、导滞辨证论治。香诃止泻方有行气化滞、运脾化湿等功效，临床常运用于脾虚湿盛证腹泻的治疗。

五、便秘

（一）五仁润肠方治便秘（燥热津伤证）

李某，男，1岁5个月。2020年5月13日初诊。

【主诉】便秘3个月。

【现病史】3个月前出现大便干结难解，如羊粪状，伴便时哭闹，口唇周围见疮疱，时喷嚏，无发热、咳嗽、流涕等，纳欠佳，睡眠欠安，小便黄。舌红，苔黄少津，指纹紫滞。

【诊断】便秘（燥热津伤证）。

【治则】滋阴清热,润肠通便。

【处方】五仁润肠方加减。

火麻仁15g	郁李仁15g	瓜蒌仁15g	冬瓜仁15g	炒鸡内金10g
炒黄芩10g	连翘6g	炒枳实10g	防风10g	厚朴10g
牛蒡子10g	玄参10g	广藿香10g	大黄3g后下	紫草10g
甘草5g				

水煎服,每剂分2日服,共6剂。

按 阳常有余,阴常不足,脾常不足的生理特点,导致小儿常有便秘发生,临床常见因邪热伤津而导致的阴液不足之便秘。本案患儿便秘之主因为邪热侵袭机体,阴液被伤,导致肠中津少难濡,大便干结;大便干结难行,导致肛门疼痛,故患儿便时哭闹,脾开窍于口,其华在唇,邪热上冲脾窍,故见唇周疱疱,时喷嚏提示患儿感邪轻浅,少予连翘疏解外邪,表证自去。热伤津,故见小便黄,舌黄少津。方以五仁润肠方加减。火麻仁、郁李仁、瓜蒌仁、冬瓜仁、炒牛蒡子五仁以润肠通便;黄芩清上中二焦之热,《滇南本草》谓其"除六经实热";连翘乃疮家圣药,以清热解毒散结;《本草经别录》认为大黄能"平胃,下气,除痰实,肠间结热",《本草衍义补遗》指出枳实具有"冲墙破壁"之功,朱震亨亦称厚朴"温而能散,消胃中之实也",大黄、枳实、厚朴三药合为小承气汤泻热通腑下气,使邪热从大便而出;防风疏散脾经伏火,藿香芳香醒脾,两药合为泻黄散之基础,以除口疮之本。其疮因脾热而生,脾统血,脾有热,则可导致血热,口疮由此而生,故佐以紫草以先安未受邪之地,以防其邪热入营入血。生甘草有清热解毒、调和诸药。

(二) 麻杏泻白方治便秘(肺热肠燥证)

卢某,女,6岁。2019年7月3日初诊。

【主诉】便秘2周。

【现病史】2周前外出受凉后出现阵发性咳嗽,无痰,咽痒音哑,偶鼻塞,既往有过敏性鼻炎病史,上述症状自愈后出现大便干结难解,如羊粪状,无发热,纳欠佳,睡眠欠安,小便调。舌红,苔黄少津,指纹紫滞。

【诊断】便秘(肺热肠燥证)。

【治则】宣肺清热,润肠通便。

【处方】麻杏泻白方加减。

麻绒10g	杏仁10g	枯芩10g	桑白皮10g	地骨皮10g
蝉蜕10g	木蝴蝶10g	炒莱菔子10g	芦根10g	炙紫菀10g
炙百部10g	仙鹤草10g	白鲜皮10g	炒苍耳子10g	甘草10g

水煎服,每剂分2日服,共6剂。

按 肺与大肠相表里,肺气肃降,布散津液,促进大肠传导,使糟粕下行,若肺遗热于大肠,或肺气不降,或肺津不润则便结。《婴童百问·大便不通》言:"小儿大肠热,乃是肺家有热在里,流入大肠,以致秘结不通,乃实热也。"若邪热犯肺卫,肺气失于肃降,清肃之气不能下行,气失推导,腑气不通;或邪热伤津,津亏不能濡润肠道,则致便秘,常伴咳嗽、发热、咽痛等肺热肠燥之象,治以清上解表,润下通便,方用麻杏泻白方加减,常用药物有炙麻绒、杏仁、炒黄芩、桑白皮、地骨皮、芦根、玄参、桔梗、炒牛蒡子等。若肺气虚弱,传导无力,亦会导致便秘,常见于反复呼吸道感染、自汗、盗汗的儿童,治以补土生金,益气通便,选用异功散合玉屏风散加减,常用药物有陈皮、炒白术、茯苓、太子参、黄芪、防风、炒麦芽等。本案患儿因2周前因外出受凉后出现阵发性咳嗽,后转为便秘,辨证为肺热肠燥证,方选麻杏泻白方加减。麻绒宣肺开窍,开上通下用为君药;桑白皮甘寒性降,专入肺经,善清肺热,泻肺气,平喘咳,地骨皮甘寒入肺,可助君药清降肺中伏火,共为臣药;炙紫菀、炙百部、仙鹤草为润肺、宣肺、利肺之常用角药;黄芩、蝉蜕、木蝴蝶清肺利咽;杏仁润肠且肃肺;与桑叶相比,桑白皮更加善清理肺中燥火;芦根清热生津,既能清泻肺热,又能养阴生津,又兼苍耳子宣通鼻窍。诸药合用,共奏宣肺清热、润肠通便之功。

六、积滞

(一) 保和香术汤治积滞(食积化热证)

张某,女,2岁。2022年11月5日初诊。

【主诉】食欲减退、口中异味4日。

【现病史】患儿家属述患儿平素易积食,4日前进食稍多,继之出现食欲不振,口中明显异味,时呃逆,手足心热,脘腹胀,余无不适。睡眠欠安,喜俯卧,辗转反侧。大便偏干,2日一解,小便正常。舌红,苔腻,指纹紫滞。

【诊断】积滞(食积化热证)。

【治法】消食导滞,理气和胃。

【处方】保和枳术汤加减。

焦神曲10g	炒莱菔子10g	焦山楂10g	法半夏10g	陈皮10g
茯苓10g	连翘5g	姜厚朴5g	枳实5g	木香5g
槟榔5g	鸡矢藤10g	佛手10g	莪术5g	甘草5g

水煎服,每剂分2日服,共6剂。

按 积滞是儿科常见病和多发病，因乳食不节、伤及脾胃而引起，3岁以下患儿为多见。《幼幼集成·伤食证治》也说："小儿之病，伤食最多，故乳食停滞，中焦不化而成疾者。"《幼科发挥》中曰："肠胃脆薄，谷气未充，此脾所以不足也。"本案患儿积滞以实证为主，辨证为食积化热证，方选保和香术汤以消食导滞。焦神曲善化酒食陈腐之积，焦山楂以消化肉食积滞见长，炒莱菔子长于消谷面之积，三药相伍，可消各种食积，共为君药；脾胃失健则痰湿内生，故用法半夏、陈皮、茯苓取二陈汤之意，以行气健脾，以杜生痰之源；连翘清解郁热；木香行气助运；枳实、厚朴、槟榔宽中行气，止痛；鸡矢藤、莪术合用行气消食导滞；食积内蕴，化热易扰心肝，肝失疏泄，以佛手疏肝理气；甘草补脾益气。诸药共用，食积得化，胃气得和，诸症可愈。服药3剂后食欲、睡眠情况较前改善，6剂服完，恢复正常。小儿脏腑娇嫩，易受外邪侵犯，加之小儿饮食不知饥饱或过食肥甘等，稍有不慎则易伤及脾胃，脾胃损伤则运化乏力，水谷停滞中焦。此外，正如陈复正所说"伤食一证，最关利害，如迁延不治则成积成癖"。本病若不及时治疗，易转疳疾，将会严重影响患儿的生长发育，治之不当则成疳成痨。本方中的保和丸首载于《丹溪心法·积聚痞块》，具有消食化滞、理气和胃的功效；其消导之力较为平和，可确保不伤正气，尤宜小儿服用。

(二)健脾养肝汤治积滞(脾虚肝旺证)

汤某，男，1岁10个月。2020年9月6日初诊。

【主诉】反复积食，体重增长缓慢半年。

【现病史】近半年来反复"积食"，体重增长缓慢，就诊时，体重9.3kg，身高不详，自汗、盗汗，脾气怪、易激惹，口臭，余无不适。纳可，睡眠欠安，翻身频，二便正常。舌质淡红，苔白腻，指纹青淡。

【诊断】积滞(脾虚肝旺证)。

【治法】健脾养肝。

【处方】健脾养肝汤。

太子参15g	茯苓10g	麸炒苍术10g	麸炒白术10g	补骨脂10g
山药10g	吴茱萸5g	银柴胡10g	白芍10g	桑叶10g
佛手5g	台乌10g	芡实15g	浮小麦15g	炙甘草5g

水煎服，每剂分2日服，共6剂。

因患儿住址较远，患儿家长后续于网络复诊。用药多以健脾养肝汤加减，服药6剂后汗出、口臭情况好转，继服10剂后，体重10.8kg。

按 由于小儿肝常有余，脾常不足，脾虚则肝旺，出现土虚木乘的病理变化。在调补脾胃的同时当调制肝气。此案患儿以虚证为主，虚中夹实，辨证为脾虚肝旺证,治以健脾、消食同用,"养正而积自除",方选自拟健脾养肝汤加减。方中太子参为补气药中清补之品,功用灵活,为君药。茯苓、苍术、白术益气健脾;《本草经解》载补骨脂"补骨入肾,补真阳以生土,先天与后天相接,腐水谷而化精微";山药肺脾肾同补,五药同用,先后天均得充养。银柴胡退虚热、除疳热,白芍养阴柔肝,吴茱萸、桑叶、佛手、台乌疏肝行气,桑叶还可清肝热养肝阴。《医宗必读·汗》:"心之所藏,在内者为血,在外者为汗。汗者,心之液也,而肾主五液,故汗证未有不由心肾虚而得者。"故以浮小麦补心敛肝、芡实固肾涩精,防止阴津外泄。又汗出不止,则病愈甚,故以芡实、浮小麦收敛固涩止汗,防营阴外泄。炙甘草补脾和中,调和药性。嘱家长患儿饮食应规律、节制,不可暴饮暴食,定期检测身高、体重。

(三)健脾导滞散治积滞(脾虚气滞证)

汤某,男,2岁。2020年7月6日初诊。

【主诉】食欲减退1周。

【现病史】患儿平素易积食,1周前进食稍多,继之出现食欲不振,自汗盗汗,时呃逆,脘腹胀,余无不适。睡眠欠安,喜俯卧,辗转反侧。大便可,每日2~3次,小便调。舌红,苔腻,指纹紫滞。

【诊断】积滞(脾虚气滞证)。

【治法】健脾和胃,理气导滞。

【处方】健脾导滞散加减。

太子参10g	茯苓10g	炒白术10g	山药10g	炒白扁豆10g
郁李仁10g	桔梗10g	蓝花参10g	山土瓜10g	枳实5g
槟榔5g	炒苍术5g	鸡内金10g	麦芽10g	甘草5g

水煎服,每剂分2日服,共6剂。

按 本案患儿积滞病性虚实夹杂,辨证为脾虚气滞证,方选健脾导滞散加减以理气导滞。太子参甘平微苦,益气健脾,既补脾气,又养胃阴,为君药;臣以炒白术、茯苓健脾燥湿,与太子参相须,益气补脾之力更强;山药既能健脾,又可助参术之益气;炒白扁豆健脾化湿,郁李仁润肠且兼可行大肠之气滞;桔梗开宣肺气以通肠腑之郁滞;蓝花参益气补虚,山土瓜益气生津,均为健脾导滞之常用滇药;枳实、炒苍术、槟榔宽中行气导滞;鸡内金、麦芽健脾消食导滞;甘草补脾益气。诸药配伍,脾虚得健,胃气得和,气滞得除,诸症可愈。服药3剂后食欲、睡眠情况较前改善,6剂服毕,恢复如常。本病治疗以健脾和胃、理气导滞为基本法则。虚实夹杂者,宜消补兼施,积重而脾虚轻者,宜消中兼补;积轻而脾虚重者,宜补中兼消,以达养正而积自除之目的。

第四节

肾 系 疾 病

❧❧

一、遗尿

(一) 六君缩泉丸治遗尿(脾肾虚寒证)

赵某,男,8岁。2020年4月13日初诊。

【主诉】夜间不自主溺尿1年余。

【现病史】患儿自幼形体羸弱,近1年每晚均遗尿2～3次,体重22 kg,身高118 cm,形羸神倦,不喜活动,不敢出去旅游,学习成绩中下等。患儿面黄形瘦,纳谷不馨,尿清长无味。舌质淡,苔薄白,脉沉细无力。

【诊断】遗尿(脾肾虚寒证)。

【治法】补肾健脾,补肺益气。

【处方】六君缩泉丸加减。

桑螵蛸10 g	太子参15 g	炒白术6 g	茯苓10 g	芡实15 g
莲子10 g	覆盆子10 g	菟丝子10 g	金樱子10 g	补骨脂10 g
益智仁10 g	蜜麻黄5 g	甘草5 g		

水煎服,每剂分2日服,共6剂。

【按】本案患儿自幼形体羸弱,先天禀赋不足,肾气不固,后天失于调摄,以致膀胱约束无权,辨证为脾肾虚寒证,方选六君缩泉丸加减,治以补肾健脾兼宣肺,并嘱家长夜间定时唤醒患儿小便。桑螵蛸甘咸,补肾固精止遗;覆盆子、菟丝子温肾而暖下元;金樱子固精缩尿,固敛虚散之气,四药合用,敛肾气、固肾关、止遗滑、缩小便。太子参、茯苓、炒白术、甘草取四君之意,用以顾护脾胃,脾胃为后天之本,气血生化之源,脾胃气虚,受纳与健运乏力。诸药合用,共奏固肾健脾、涩精治遗之效。小儿遗尿发生的主要原因多是脾虚肾寒,肾气不足,脾肺气虚,膀胱失约,膀胱和肾的功能失调,临床中尤以肾气不足、膀胱虚寒为多见。水液代谢与肺、脾、肾三脏有关,而与脾肾二脏关系密切。脾肾为先后天关系,且肾主骨生髓,开窍于二阴;脾主运化,为后天之本,主升清,因此遗尿的治疗应着眼于脾肾,五子合四君即是此意,肾足脾旺则症愈。1周后复诊告知,自服药当日起未再遗尿,效不更方,继进上方5剂告愈。随访3年未复发。

(二) 六味缩尿汤治遗尿(肾虚不固证)

赵某,男,8岁。2020年4月28日初诊。

【主诉】夜间遗尿5年余。

【现病史】近5年常夜间遗尿,平均每夜2次,不易唤醒,双眼瘙痒,喜揉眼。自汗,动则尤甚,纳差,挑食,喜甜食。纳少,睡眠可,大便干,2日一解。舌尖红,苔花剥,脉细数。

【诊断】遗尿(肾虚不固证)。

【治法】补肾益气,涩精止遗。

【处方】六味缩尿汤加减。

生地黄15g	山药15g	茯苓10g	泽泻10g	牡丹皮15g
山茱萸10g	芡实15g	台乌10g	覆盆子10g	金樱子10g
补骨脂10g	益智仁10g	麻绒5g	鹿衔草5g	甘草5g

水煎服,每剂分2日服,共6剂。

2020年5月10日二诊　2周后复诊,服药后症减,现患儿遗尿次数减少,1周2次。纳眠可,大便稍干,2~3日一解,小便色黄,舌质红,苔白腻,脉细。上方去生地黄、牡丹皮、覆盆子、补骨脂、鹿衔草;加法半夏、枳实行气化痰,石菖蒲、木蝴蝶化湿和胃,蝉蜕祛风止痒,巩固疗效再服6剂,每2日1剂,水煎服。

按　遗尿的发病机制主要为膀胱失于约束,然与肺、脾、肾功能失调及三焦气化失司都有关。本案患儿常夜间遗尿,醒后方觉,伴自汗、纳差,辨证为肾气不固、肺脾气虚证。方选六味缩尿汤加减。以生地黄、山药、茯苓、泽泻、牡丹皮、山茱萸六味地黄丸补益肾气为主,佐以芡实、台乌固涩小便、固肾涩精;覆盆子和金樱子均味酸,性平,微温,归经于肾与膀胱,二者为收涩药,均能固精缩尿,可用治肾气不足之遗精、滑精、遗尿、尿频等。益智仁、补骨脂二药皆有补肾温脾、止泻固精之功效,合用以增强固精止遗之力。本方麻绒尤为特别,将中药麻黄段碾成绒,主要是为了缓和麻黄之力,适用于老人、幼儿及体虚之人。麻黄主入肺与膀胱,上可宣通肺气,通三焦水道;下可恢复膀胱气化,使其开阖有度。现代药理学研究表明,麻黄碱可使排尿次数减少,用于儿童遗尿症有效。二诊患儿遗尿症状好转,嘱患儿服药初在每晚睡前排尿,不喝水或各种饮料,夜间在易发生遗尿时间叫醒患儿排尿,以逐渐训练其形成条件反射。本方药适用于无器质性病变的小儿遗尿症。

此外,遗尿还可因缺乏教育,没有养成良好排尿习惯而导致,其治疗亦包括心理疏导和习惯培养。还可选用外治法治疗小儿遗尿症:①敷脐法。在脐部进行药物贴敷。脐部为神阙穴,有内通脏腑之气,下连元气之根,培元固本温阳散寒的作用。②推拿法。推拿小儿背部七节骨,以调节机体气血阴阳。小儿遗尿多与肺、脾、肾三脏关系密切,脊柱两侧是足太阳膀胱经循行之处,为肺俞、脾俞、肾俞等俞穴所在,通过推拿,对这些经络、穴位进行刺激,可达到调整阴阳,通理经络,畅通血脉之功。

(三) 柴芍温胆汤治遗尿(枢机不利,痰火内扰证)

代某,男,5岁3个月。2022年1月9日初诊。

【主诉】 夜间不自主溺尿半年余。

【现病史】 患儿6个月前无明显诱因下出现夜间遗尿,平均每夜2次,醒后哭闹不休,安抚后可缓解,每夜2次,纳差,大便偏干,每日一解,小便色黄。舌质红,苔白腻,指纹紫滞。

【诊断】 遗尿(枢机不利,痰火内扰)。

【治则】 调畅枢机,清热化痰。

【处方】 柴芍温胆汤加减。

银柴胡10g　　白芍10g　　法半夏10g　　陈皮10g　　茯神10g

竹茹5g　　炒枳实10g　　莲子10g　　炒麦芽10g　　炒鸡内金15g

芡实10g　　连翘6g　　金樱子10g　　煅牡蛎10g　　甘草5g

水煎服,每剂服2日,共6剂。

按 本案患儿主要考虑从"枢机不利"角度论治。方选柴芍温胆汤加减。银柴胡清郁热,白芍柔肝疏肝,合用为君;法半夏、陈皮燥湿化痰,茯神"开心益智,安魂魄,养精神";竹茹甘而微寒以清热化痰,炒枳实降气导滞消痰,共为臣药以理气化痰,《丹溪心法》言"善治痰者,不治痰而治气。气顺则一身津液亦随气而顺矣";炒麦芽、鸡内金疏肝行气,兼消食化积;莲子、金樱子、煅牡蛎、芡实固肾缩尿;连翘"苦寒,虽泻六经,而心经为最",故用连翘清心涤热安神。全方共奏调畅枢机、清热化痰之功。柴芍温胆汤紧扣"枢机不利,痰火内扰"的病机关键,肝胆脾胃同治,可使气机宣通,表里上下枢机畅通,气血阴阳并调。还可用于不寐、郁证、夜啼、抽动障碍、多动症、厌食、腹痛、胃痛、遗尿、儿童擦腿综合征等。

二、尿频

(一)六味补益汤治尿频(肾虚不固证)

王某,男,7岁。2020年10月30日初诊。

【主诉】尿频4月余。

【现病史】患儿口服"孟鲁斯特钠"后出现尿频、尿失禁,尿血1次,停药后仍有尿频,甚时10分钟1次,无尿痛、尿血,现1~2小时尿1次,纳欠佳,睡眠欠安,大便正常。患儿曾于2020年8月行"心脏动脉导管封闭导管术"。舌淡红,苔薄白。

【诊断】尿频(肾虚不固证)。

【治法】补肾固精缩尿。

【处方】六味补益汤加减。

生地黄10g	茯苓10g	泽泻10g	牡丹皮10g	山药10g
山茱萸10g	桑寄生10g	菟丝子10g	覆盆子10g	金樱子10g
芡实15g	补骨脂10g	乌药10g	益智仁10g	仙鹤草10g
甘草5g				

水煎服,每剂分2日服,共10剂。1个月后随访,服药后自愈。

按 患儿自手术后出现尿频,无尿痛、尿血等,属肾气虚损,固摄无力,辨证为肾虚不固证,治宜补肾固精缩尿,方选六味补益汤加味。生地黄补肾阴为君;茱萸补肝肾、敛虚火,山药既可补肾,又可健脾,共为臣药;小儿乃纯阳之体,故配丹皮凉血清热,以防肝肾虚火上炎;又合用茯苓、泽泻寓六味地黄丸之意以培本补肾;佐使予菟丝子、覆盆子、金樱子、芡实、益智仁以补肾固涩;桑寄生、补骨脂、仙鹤草以补益肾气。半个月后电话随访,述服药后自愈。六味地黄丸出自《小儿药证直诀》,是滋肾阴、补肝血之常用方,清代费伯雄称其为"补方之正鹄"。全方"三补"与"三泻"并用,但以"补"为主,以"泻"为辅,故三味"补药"用量偏重,三味"泻药"用量较轻。全方构思巧妙,配伍精当。

(二)八正泽苓汤治尿频(膀胱湿热证)

王某,男,5岁。2020年6月19日初诊。

【主诉】尿频、尿急1周。

【现病史】患儿近1周尿频,尿急,无尿血,小便偏黄。纳少,睡眠可,大便干,每日1行。舌红,苔黄腻。

【诊断】尿频(膀胱湿热证)。

【治法】清热利湿。

【处方】八正泽苓汤加减。

金钱草 10g	芦根 15g	淡竹叶 10g	车前草 10g	生地黄 10g
通草 10g	芡实 10g	茯苓 10g	泽泻 10g	金樱子 10g
补骨脂 10g	怀山药 10g	山萸肉 10g	甘草 5g	

水煎服,每剂分2日服,共6剂。2周后随访,诉服药后愈。

按 患儿尿频尿急,伴小便偏黄,舌红苔黄腻等湿热症状,辨证为膀胱湿热证,治宜清热利湿,方选八正泽苓汤加味。车前草、金钱草、通草清热利湿通淋,以淡竹叶清热泻火,引热下行;生地黄补肾阴;山萸肉补肝肾,敛虚火;山药既可补肾,又可健脾;茯苓淡渗脾湿,并助山药之健运;泽泻利湿泄浊,并防地黄之滋腻;又予金樱子以收涩尿液;补骨脂补益肾气;甘草调和诸药。2周后随访,服药后愈。方中所含八正散出自《太平惠民和剂局方》,治实火下注小肠、膀胱诸证,方用瞿麦利水通淋,清热凉血,木通利水降火为主;辅以萹蓄、车前、滑石、灯心草清热利湿,利窍通淋,以栀子、大黄清热泻火,引热下行;甘草和药缓急,止尿道涩痛。诸药合用,而有清热泻火、利水通淋之功。《成方便读》曰此方:"以大黄导湿热直下大肠,不使其再下膀胱,庶几源清而流自洁耳,其既蓄于膀胱者,又不得不疏其流。以上诸药,或清心而下降,或导浊以分消,自然痛可止、热可蠲,湿热之邪尽从溺道而出矣。"

三、尿血

(一)八正紫蓟汤治尿血(湿热下注证)

李某,女,11岁。2020年9月16日初诊。

【主诉】发现镜下血尿2月余。

【现病史】患儿于2020年7月29日检查尿常规示尿潜血3+,红细胞92.3/μL,镜检红细胞2+/HP。现尿频、尿急,无肉眼血尿。纳眠可,大便干,1~2日一解,小便黄。舌红,苔黄腻。

【诊断】尿血(湿热下注证)。

【治法】清热利湿,凉血止血。

【处方】八正紫蓟汤加减。

车前子 15g包煎	瞿麦 10g	焦栀子 10g	白茅根 15g	仙鹤草 10g
通草 10g	金银花 10g	炒荆芥 15g	淡竹叶 10g	金钱草 10g
紫草 15g	石韦 15g	小蓟 10g	甘草 10g	

水煎服,每剂分 2 日服,共 6 剂。

按 本案患儿镜下血尿,伴尿频、尿急、舌红、苔黄腻等湿热症状,辨证为湿热下注证,治宜清热利湿,凉血止血,方选八正紫蓟汤加味。车前子、瞿麦、石韦、金钱草利水通淋,清热凉血,以栀子、淡竹叶清热泻火,引热下行;银花、荆芥疏风清热;又加白茅根、小蓟、紫草凉血止血;甘草和药缓急,止尿道涩痛。诸药合用,而有清热泻火、利水通淋、凉血止血之功。

(二) 五草方治尿血(气虚不摄证)

释某,男,8 岁。2021 年 3 月 27 日初诊。

【主诉】血尿 8 日。

【现病史】患儿 8 日前食用蚕豆后出现晨起血尿,无尿频、尿急等。曾于大理某医院检查,诊断为"自身免疫性溶血性贫血;重度贫血",伴易疲劳,消瘦,眼睑苍白,口唇发白。纳眠可,二便调。舌淡红,苔薄白。

【诊断】尿血(气虚不摄证)。

【治法】益气摄血,清热利湿。

【处方】五草方加减。

黄芪 15 g	炒栀子 10 g	白茅根 15 g	仙鹤草 10 g	小蓟 10 g
白豆蔻 10 g	茯苓 10 g	益母草 10 g	车前草 10 g	当归 10 g
墨旱莲 10 g	茜草 10 g	侧柏叶 10 g	金钱草 6 g	甘草 5 g

水煎服,每剂分 2 日服,共 10 剂。1 个月后电话随访,服药后自愈。

按 本案患儿血尿,伴易疲劳,消瘦,眼睑苍白,口唇发白等气血两虚等症状,辨证为气虚不摄证,治宜益气摄血,清热利湿。方选血尿方加减。黄芪益气摄血,脾为气血生化之源,予当归、茯苓健脾益气养血;予白茅根、小蓟、侧柏叶、仙鹤草、茜草凉血收敛止血;予益母草、车前草、金钱草清热利湿。半个月后随访,诉服药后愈。总体而言,尿血的治疗应基于"扶正祛邪"的原则,并遵循"急则治其标、缓则治其本",针对病因,结合证候之虚实而辨证论治。实证当以祛邪为主,在疏风清热、清心泻火、清热利湿的基础上佐以凉血止血;虚证则以扶正为主,在益气、滋阴的基础上,应分别配合摄血止血、活血止血。

四、性早熟

(一) 知柏龟元汤治性早熟(阴虚火旺证)

刘某,女,8 岁。2022 年 10 月 23 日初诊。

【主诉】乳房发育 5 个月。

【现病史】双侧乳房增大,乳核质硬,活动可,压痛明显,脾气怪、易激惹,入睡困难,翻身踢被,大便日行 1 次,无阴道分泌物,未见月经来潮,平素喜油炸食品,形体肥胖,纳可,大便干,小便可。舌红,苔少,脉细数。

【诊断】性早熟(阴虚火旺证)。

【治法】滋阴泻火,软坚散结。

【处方】知柏龟元汤加减。

知母 10 g	黄柏 10 g	醋龟甲 20 g先煎	茯苓 10 g	牡丹皮 10 g
泽泻 10 g	生地黄 10 g	山茱萸 10 g	柴胡 10 g	橘核 10 g
玄参 10 g	浙贝母 10 g	夏枯草 10 g	栀子 10 g	甘草 5 g

水煎服,每剂分 2 日服,共 6 剂。

2022 年 11 月 5 日二诊　服上药后双侧乳核较前缩小,无压痛,无阴道分泌物,未见月经来潮,无咳嗽及鼻塞,纳可,脾气较前好转,入睡困难,翻身踢被,大便干较前好转,小便调。舌淡,苔薄白。

【处方】知柏龟元汤加减。

知母 10 g	炒黄柏 10 g	醋龟甲 20 g先煎	泽泻 10 g	牡丹皮 10 g
山茱萸 10 g	昆布 10 g	炒荔枝核 10 g	泽兰 10 g	炒青皮 10 g
丝瓜络 10 g	炒决明子 10 g	荷叶 10 g	焦山楂 10 g	甘草 5 g

水煎服,每剂分 2 日服,共 6 剂。

按　儿童性早熟指男童在 9 岁前,女童在 7.5 岁前呈现第二性征。临床上以中枢性性早熟多见,且多见于女童,临床常表现为乳房发育,身高增长速度突增,阴毛发育等。小儿乃稚阴稚阳之体,具有肝常有余、肾常虚的生理特点,容易在受到环境-内分泌干扰物影响后,出现肾阴不足,不能制阳,相火妄动,天癸早至的病理改变。本案患儿平素喜油炸食品,化生内热,暗耗阴液,导致肾阴不足,阴不制阳,相火妄动,出现乳房发育,脾气怪、易激惹,舌红,苔少,脉细数等症,治以滋阴泻火、软坚散结,方选知柏龟元汤加减。醋龟甲为血肉有情之药,有滋阴潜阳、益肾强骨、养血补心之功,故以醋龟甲滋阴潜阳为君药;以知母、黄柏、泽泻为臣药,共辅君药育阴潜阳,兼能泻相火以治其本,取知柏地黄丸之意;佐以橘核、浙贝母、夏枯草软坚散结治其标,栀子清热泻火,玄参养阴清热,山茱萸、柴胡疏肝理气;甘草调和诸药;全方共奏滋阴潜阳、泻火散结之功。二诊时患儿乳核较前缩小,上方有效,可微调后续服,去玄参、橘核、浙贝母、夏枯草,改用昆布、炒荔枝核软坚散结;另考虑到患儿形体肥胖,因肥胖与性早熟具有一定的相关性,根据肥人多痰湿之理论,加炒决明子、荷叶、山楂以化痰浊,丝瓜络化痰通络,泽兰在现代药理研究中具有降血脂的作用;青皮既可疏肝,又可散结,有一药两用之妙。2个月后随访,诉患儿症状消失,嘱家长注意患儿饮食均衡,切勿吃反季节蔬菜、水果以及大补之品。

(二)龙胆泻肝汤治性早熟(肝经湿热证)

张某,女,7岁。2023年3月17日初诊。

【主诉】乳房发育6月余。

【现病史】现患儿出现右侧乳房发育,乳核大小约0.5 cm×1 cm,质硬,压痛明显,外阴无阴毛生长,无阴道分泌物,纳可,睡眠差,入睡困难,大便每日一解,小便调。舌红,苔黄腻,脉滑数。

【诊断】性早熟(肝经湿热证)。

【治法】清利肝胆,清热化湿,软坚散结。

【处方】龙胆泻肝汤加减。

龙胆草5 g	牡丹皮10 g	炒知母10 g	柴胡10 g	炒泽泻10 g
醋龟甲20 g先煎	炒橘核10 g	炒荔枝核10 g	煅牡蛎20 g先煎	夏枯草10 g
玄参10 g	生地黄10 g	黄柏10 g	白豆蔻10 g	甘草5 g

水煎服,每剂服2日,共6剂。

2023年3月29日二诊 服上药后症状缓解,现乳核较前减小,质软,无压痛,无阴毛,阴道偶见少量黄色分泌物,纳可,睡眠欠安,入睡困难,大便干,每日一解,小便调。舌红,苔微黄腻,脉数。

【处方】龙胆泻肝汤加减。

龙胆草5 g	牡丹皮10 g	知母10 g	柴胡10 g	醋龟甲20 g先煎
炒橘核10 g	炒荔枝核10 g	煅牡蛎20 g先煎	夏枯草10 g	玄参10 g
生地黄10 g	郁金10 g	浙贝母10 g	昆布10 g	甘草5 g

水煎服,每剂服2日,共6剂。

2023年4月10日三诊 服上药后右侧乳核压痛已消,脾气怪、易激惹,偶有运动后咳嗽,纳可,睡眠欠安,入睡困难,磨牙,大便干,2日未解,小便调。舌红,苔微黄腻,脉数。

【处方】龙胆泻肝汤加减。

龙胆草5 g	夏枯草10 g	柴胡10 g	炒黄芩10 g	玄参10 g
赤芍10 g	白豆蔻10 g	炒决明子10 g	浙贝母10 g	醋龟甲20 g先煎
炒橘核10 g	炒荔枝核10 g	紫草10 g	甘草5 g	

水煎服,每剂服2日,共6剂。

按 肝主疏泄,司气机,由于小儿肝常有余,常可由情志等因素引起肝失疏泄,气郁化火;加之小儿脾常不足,又常饮食不节,易致停湿于体内,湿热相搏,阻滞肝经。循经上攻则乳房经络疏利不畅,出现两胁不舒,乳房硬结;循经下注则见阴道黄色分泌物。本案患儿以乳房发育为主症,伴见睡眠差,舌红,苔黄腻,脉滑数等,为肝经湿热蕴结之证,治以清利肝胆,清热化湿,软坚散结,方选龙胆泻肝汤加减。龙胆草苦寒,直泻肝胆之火为君药,牡丹皮、知母、玄参养阴清热为臣药;然究其病本,则为阴不潜阳,相火妄动,故佐以醋龟甲滋养肾阴,知母、黄柏、生地黄、泽泻育阴潜阳,兼能泻相火,取知柏地黄丸之意;炒橘核、炒荔枝核、煅牡蛎、夏枯草软坚散结;使以白豆蔻理气和中,兼可调口感。全方共奏清泻肝胆湿热、软坚散结之功。二诊患儿舌苔稍退,故而去苦寒燥湿之黄柏和清热利湿之泽泻,加浙贝母、昆布以增强软坚散结之功;此为肝经为病,且为实证,故以郁金清心,有实则泻其子之意,且郁金有行气解郁之功,合柴胡调达肝气,使气机疏泄得复。三诊患儿大便已 2 日未解,故用决明子润肠通便,肺与大肠相表里,患儿偶有咳嗽,可能与其大便未通有关;肝藏血,肝经湿热,则易导致湿热入血分,因此以紫草、赤芍凉血散血,先安未受邪之地;乳核已消十之有七,故而去浙贝母、昆布、煅牡蛎以减散结之力;考虑上药口感不佳,仍以白豆蔻调其口感。2 个月后随访,诉患儿症状消失,嘱家长平时注意引导孩子情绪,少食煎炸炙煿之品。

第五节

皮 肤 疾 病

一、紫癜

（一）荆防银翘散治紫癜（风热伤络证）

徐某，女，4岁。2020年7月8日初诊。

【主诉】双下肢皮肤瘀斑、瘀点1月余，咳嗽1日。

【现病史】患儿1个月前感冒后发现双下肢皮肤瘀斑瘀点，症状反复，可自行消退，未予重视，1日前因咳嗽皮疹加重，遂就诊。刻下：双下肢皮肤可见鲜红色瘀斑瘀点及暗红色皮疹，伴咳嗽，咽痛，纳少，皮肤瘙痒，无腹痛、关节痛，纳寐可，二便调。查体：神清，咽红，未见明显分泌物，扁桃体Ⅰ°肿大，心肺腹（一）。双下肢对称分布鲜红色及少许暗红色瘀斑瘀点，稍高出皮肤，压之不褪色。舌质红，苔黄稍厚，脉浮数。辅助检查：尿常规示隐血（＋＋），尿红细胞186.7个/HP，余正常。凝血、生化全套等正常。混合过敏原检查：尘螨、蟑螂、花粉（＋）。

【诊断】紫癜（风热伤络证）。

【治法】凉血疏风。

【处方】荆防银翘散加减。

荆芥15g	金银花15g	防风10g	紫草10g	白鲜皮10g
地肤子10g	白芍10g	白豆蔻10g	炙桑白皮10g	炒黄芩10g
仙鹤草10g	茜草10g	益母草10g	甘草5g	连翘10g

水煎服，每剂分2日服，共6剂。

2020年7月20日二诊　患儿双下肢可见少许新生鲜红色瘀点瘀斑，咳嗽缓解，无咽痛，纳食量增，皮肤偶感瘙痒，舌尖稍红苔薄白，脉滑。复查尿常规检查示隐血（＋＋）。治以辛凉疏散、清热祛瘀，原方去荆芥、防风、白芍，加麻黄、连翘、赤小豆,共奏解表清里之效,赤芍、牡丹皮凉血活血。12剂,水煎服。

2020年8月17日三诊 患儿双下肢无新生皮疹,皮肤偶感瘙痒,复查尿常规隐血(+),守上方继服7剂后复诊,患儿双下肢无新发皮疹,陈旧性皮疹消退,无皮肤瘙痒。尿常规检查:隐血(-)。嘱患儿停药,每周复查1次小便,连续复查6个月未见复发。

按 本案小儿感受风热之邪,外邪侵袭于肺,肺失宣发肃降失常,则见咳嗽;邪正相争,喉为肺之门户,风热侵袭喉部则见咽痛;热盛动风,风动则痒,故觉皮肤瘙痒感;由表及里,伤营入血,热伤血络,迫血妄行,血不循经,溢于脉外,发为紫癜;内伤胃肠血络,中焦气血阻遏,脾胃纳运失常,则见纳少;风为百病之长,风热入里,兼夹湿邪,下注膀胱则为血尿。治当以祛风清热,凉血安络,方用荆防银翘散加减,荆芥、防风、金银花清热疏风解表;仙鹤草收敛止血;白鲜皮、地肤子祛风止痒;紫草、茜草凉血祛瘀;炙桑白皮、豆蔻化湿行气;黄芩清热燥湿;甘草调和诸药。服7剂后,患儿表证解,见咳嗽缓解,无咽痛,纳食量增,双下肢可见少许新生皮疹呈鲜红色,皮肤偶感瘙痒,合麻黄、连翘、赤小豆疏风散热,辛凉解毒利湿,白芍易为赤芍活血止血,牡丹皮凉血止血,共奏辛凉疏散、清热祛斑之功。

(二)甘露消毒丹治紫癜(湿热蕴脾证)

戴某,男,6岁。2021年10月23日初诊。

【主诉】发现双下肢皮疹20余日。

【现病史】家长诉患儿20余日前无明显诱因下出现腹痛,继而出现关节疼痛,双踝关节及双膝关节红色皮疹,遂至昆明某医院就诊,诊断为"过敏性紫癜",经治疗(具体不详)好转出院,现无新发皮疹,偶有腹痛及双膝关节痛,纳眠可,盗汗明显,小便黄,大便不爽。查体:全身未见皮疹,腹平软,脐周稍压痛,无反跳痛。舌淡红,苔黄腻,脉滑数。

【诊断】紫癜(湿热蕴脾证)。

【治法】清利湿热,祛斑止痛。

【处方】甘露消毒丹加减。

藿香10g	连翘10g	丝瓜络6g	炒薏苡仁10g	芦根15g
炒麦芽10g	浮小麦15g	白茅根10g	仙鹤草10g	山药10g
白扁豆10g	太子参15g	白术10g	茯苓10g	甘草5g

水煎服,每剂分2日服,共6剂。

按 小儿脾常不足,感病而伤后天之本,脾胃运化失司,湿热内生,相互交蒸,聚积经络关节而疼痛,迫液外出而为汗。方中并不急于使用止汗之品,而是从湿热这一根本入手,治予清利湿热、祛斑止痛,予甘露消毒丹加减。凡疮疹,辛凉为宜。连翘辛凉,翘出众草,能升能清,最利幼科,能解小儿六经诸热,配伍藿香、丝瓜络等药清热利湿为主;茯苓、白术、太子参,补气健脾燥湿;芦根、白茅根、通草清心利水,使热去湿化,无以蒸迫津液为汗。复诊时腹痛、盗汗减少、舌苔转薄皆为湿热渐消之象。

(三) 六味地黄丸治紫癜(阴虚火旺证)

田某,男,4岁。2021年11月3日初诊。

【主诉】反复臀部瘀点伴血尿1年余,加重20余日。

【现病史】家长诉患儿1年余前无明显诱因下出现臀部瘀点瘀斑,色红,伴肉眼血尿,无腹痛、便血、关节痛等症,遂至当地妇幼保健院就诊,经相关检查(具体资料不详),确诊为"紫癜性肾炎",经治好转出院,院外长期口服激素,但仍常于外感后诱发,为求进一步诊治至我院就诊。行尿常规:隐血(++),尿蛋白(-)。刻诊见:臀部散在淡红色瘀点,伴咽痛、盗汗,无肉眼血尿,无皮肤瘙痒、腹痛、便血、关节痛等症,纳眠可,二便调。舌红,苔薄黄,脉细数。

【诊断】紫癜(阴虚火旺证)。

【治法】滋阴降火,凉血止血。

【处方】六味地黄丸加减。

泽泻10g	山药15g	薏苡仁15g	山茱萸5g	生地黄15g
牡丹皮10g	丝瓜络10g	紫草15g	白茅根10g	芡实10g
墨旱莲10g	仙鹤草15g	茜草10g	女贞子6g	炙甘草5g

水煎服,每剂分2日服,共6剂,并予药渣煎水泡澡。

2021年11月15日二诊 患者服药后,臀部皮疹已消退,无皮肤瘙痒、腹痛、便血、关节痛等症,纳眠可,二便调。复查:小便常规示隐血(-),尿蛋白(-),余项未见异常。舌红,苔薄黄,脉细。继予前方治疗,定期复诊。

按 血生于脾,藏于肝,源于肾而主于心,肝脾肾功能受损,血液不行常道而外溢皮肤,则出现皮肤紫癜。血不循经发为紫斑,究其病位,于营卫气血,医家治其常循叶天士谓之"在卫汗之可也,到气才可清气,入营犹可透热转气……入血就恐耗血动血,直须凉血散血"原则,紫癜诊治,不仅应注意调和营卫气血,亦当抓其病因病机所在,将其贯穿治疗始终,或疏风凉血,或清热利湿,或滋阴补阳,诸法皆使卫阳之气通达,营阴之血调和,营卫交融和谐,阴平阳秘,疾病可愈。本案患儿病久,肾阴亏虚,虚火扰络,迫血妄行,血不循经所致,辨证为阴虚火旺证,故治以滋阴补肾,凉血降火,予六味地黄丸加减。地黄滋阴益肾为君药;山药补益脾阴,山茱萸补养肝肾，三药滋补肝脾肾；泽泻利湿泄浊，丹皮清泻相火，芡实、薏苡仁补脾祛湿；合二至丸滋补肝肾，女贞子初载于《神农本草经》，味苦平，有安五脏、养精神、除百疾之效；墨旱莲味甘酸，性寒，《新修本草》记载"洪血不可止者，傅之立已"；白茅根凉血止血；丝瓜络祛风通络；紫草、茜草、仙鹤草凉血活血止血。紫癜后期以虚为主，故以滋补肾阴为主，辅以凉血止血药物治疗。

二、湿疹

（一）补中荆防汤加减治湿疹（脾虚湿盛证）

晏某，男，13 岁。2022 年 12 月 2 日初诊。

【主诉】反复湿疹 1 年余。

【现病史】患儿近 1 年来颈项、手指、双踝等部位瘙痒，伴脱皮屑，未曾系统治疗，自行涂擦"皮炎平"等药膏后稍有缓解，受凉及饮食海鲜、烧烤等物后加重，余无不适，纳可，睡眠差，自汗，便溏，每日 2 次，小便调。舌苔白腻，脉濡滑。

【诊断】湿疹（脾虚湿盛证）。

【治则】健脾益气，除湿止痒。

【处方】补中荆防汤加减。

柴胡 15g	黄芪 15g	当归 15g	生白术 15g	潞党参 15g
荆芥 15g	防风 15g	茯苓 15g	怀山药 15g	泽泻 15g
紫草 15g	白鲜皮 15g	地肤子 15g	芡实 15g	甘草 10g

水煎服，每剂分 2 日服，共 6 剂。另嘱家长每日药渣外用敷患处 30 分钟。

2022 年 12 月 18 日二诊　患儿服药后症状改善，原患处无渗液，瘙痒减轻，纳差眠可，大便正常，小便可。原方继予 14 剂，1 个月后电话随访，示已无湿疹。

按　湿疹是由多种内外因素引起的一种具有明显渗出倾向的炎症性皮肤病，皮损形态多样，对称分布，剧烈瘙痒，常伴有渗出倾向，临床反复发作。小儿脾常不足，若乳食不当，脾胃受损，运化失司，脾虚湿盛，外泛肌肤，可诱发湿疹。本案患儿自汗，便溏，颈项、手指、双踝等部位瘙痒，伴脱皮屑，治以健脾益气、除湿止痒，方以补中荆防汤加减。本方黄芪为君，其性甘温入脾，补气助表；臣以潞党参、白术补气健脾、助脾运化，以资气血生化之源；其气既虚，营血易亏，故佐用当归以补养营血，且"血为气之宅"，可使所补之气有所依附，若便稀者则减去；茯苓、山药、泽泻、芡实诸药合用，既补益中焦脾胃之气，又使兼利诸药除湿之功；荆芥、防风疏风固表，白鲜皮、地肤子、紫草祛风燥湿止痒；甘草调和诸药。本方除内服之外，可兼以外洗。

内外合治,共奏健脾益气、除湿止痒之效。

(二) 荆防银翘散治湿疹(风热外袭证)

叶某,男,4 岁。2021 年 3 月 8 日初诊。

【主诉】反复全身皮疹伴瘙痒 2 年。

【现病史】家长诉患儿近 2 年来全身反复出现红色斑疹,多处就医,处以氯雷他定、依巴斯汀、泼尼松、盐酸左西替利嗪片等药,服后斑疹即消退,瘙痒亦止,药停则复发。刻下:全身可见红色斑丘疹,皮肤皱褶处为甚,伴瘙痒,可见抓痕、结痂,无流脓及渗液,昨日出现咳嗽有痰,流浊涕,无发热。纳差,挑食,睡眠欠安,二便调。舌红,苔白腻。

【诊断】湿疹(风热外袭证)。

【治则】疏风清热,利湿止痒。

【处方】荆防银翘散加减。

荆芥 10g	防风 10g	金银花 10g	夏枯草 10g	炒黄芩 10g
紫草 10g	仙鹤草 10g	茜草 10g	地肤子 10g	白鲜皮 10g
连翘 10g	徐长卿 10g	薏苡仁 10g	茯苓 10g	赤小豆 10g

水煎服,每剂分 2 日服,共 6 剂,并予药渣煎水泡澡。

2021 年 3 月 20 日二诊 患儿服药后无新出皮疹,原有皮疹颜色较前变暗,现颈部可见陈旧性皮损,伴结痂,无渗液,瘙痒明显减轻,伴腰背部可见散在皮疹,可自行消退,偶咳嗽,流清涕,纳眠较前明显改善,二便调。查体:舌红,苔薄腻。效不更方,原方继服,1 个月后随访,诉未复发。

按 本例患儿病情反复,"湿邪"久郁生热,加之风邪外扰,故表现为斑疹色红、舌红苔腻、咳嗽有痰、流浊涕等一派湿热内郁、风邪外扰之象,瘙痒亦为风邪袭表之明证,故治当疏风清热、利湿止痒,荆防银翘散主之。荆芥、防风辛散风邪兼可透疹止痒;合金银花、炒黄芩加强疏散风热之功,清解郁热;紫草、仙鹤草、茜草凉血活血、清热息风;白鲜皮、夏枯草、徐长卿以加强清热解毒、消肿散结、凉血止痒之效;茯苓、薏苡仁、赤小豆之淡渗之性使热邪从小便而解;佐以豆蔻健脾和中、调和药味。诸药合用,风邪可散,热邪得清,瘙痒可止。

(三) 荆防四物汤治湿疹(血热风燥证)

李某,女,3 岁。2022 年 2 月 26 日初诊。

【主诉】反复双上肢、颈部皮疹 2 个月,加重 3 日。

【现病史】家长诉患儿近 2 个月来无明显诱因下出现双上肢、颈部皮疹,皮疹

131

分布对称,色红,伴瘙痒,无发热、咽痛等症状,皮疹 24 小时内不可自行消退,未曾行系统诊治,3 日前患儿进食"香蕉"后皮疹加重,瘙痒明显。刻下:双手掌散在皮疹,皮损粗糙肥厚、脱屑、瘙痒,皮损色暗,表面有抓痕、血痂;皮疹触之碍手,伴瘙痒,无发热、咳嗽、咽痛等症状,纳眠可,大便干,每日一解,小便调。查体:舌红少苔,脉细数。

【诊断】湿疹(血热风燥证)。

【治法】凉血润燥。

【处方】荆防四物汤加减。

荆芥 10 g　　防风 10 g　　生地黄 10 g　　牡丹皮 10 g　　玄参 10 g
地肤子 10 g　白鲜皮 10 g　首乌藤 10 g　　白豆蔻 6 g　　赤小豆 10 g
金银花 10 g　炒黄芩 10 g　绿豆 10 g　　　炒牛蒡子 10 g　甘草 5 g

水煎服,每剂分 2 日服,共 6 剂,并予药渣煎水泡澡。

2022 年 3 月 12 日二诊　患儿服药后无新出皮疹,原有皮疹颜色较前变暗,现颈部可见陈旧性皮损,伴结痂,无渗液,瘙痒明显减轻,伴腰背部可见散在皮疹,可自行消退,偶咳嗽,流清涕,纳眠较前明显改善,二便调。舌红,苔薄腻,脉细。效不更方,原方继服,1 个月后随访,诉未复发。

按　本案患儿脏腑娇嫩,形气未充,腠理疏松,易感外邪,风为百病之长,易袭阳位,风热之邪入侵,发于肌肤,正邪相争于肌肤之表,《诸病源候论》云"浸淫疮是心家有风热,发于肌肤",故见颈部、上肢颜色鲜红皮疹。患儿发病日久,此次发病前有进食"香蕉"史,脾虚运化失司,气血生化乏源,阴血亏虚,不能濡润肌肤,血虚生风,故皮肤干燥,皮损粗糙肥厚、脱屑、瘙痒,皮损色暗,风热之邪未除,故舌红,少苔,脉细数,辨证为血热风燥证,常言"治风先治血,血行风自灭",遂予荆防四物汤加减,治以祛风止痒,凉血润燥。荆芥、防风祛风解表;生地黄、牡丹皮、玄参清热凉血润燥;地肤子、白鲜皮清热解毒、除湿止痒;首乌藤归心、脾经,养心安神,调养肝肾;豆蔻辛温,温中行气,防寒凉太过,伤及脾胃;赤小豆、金银花、炒黄芩、绿豆、牛蒡子均可清热解毒,炒牛蒡子尚可解毒透疹;甘草调和诸药,与绿豆配伍可加强解毒之效。小儿湿疹夹风,本病由于禀赋不足,饮食失节,或过食辛辣刺激荤腥动风之物,使得脾胃受损,失其健运,湿热内生;又兼外感风邪,内外相搏,从而使得风湿热邪浸淫肌肤,病位多责之于营卫,在脏责之于心脾,应以清热、健脾、凉血为主要治则,故多以荆防二药打底,疏风止痒;以荆防银翘、荆防二陈、荆防四物三方加减治之,以达疏风清热、燥湿除疹之功。

（四）荆防三豆饮治湿疹（湿热蕴表证）

杨某，女，7 岁。2021 年 9 月 8 日初诊。

【主诉】反复皮疹 2 年余。

【现病史】患儿湿疹 2 年，以颈项、手指等部位为甚，瘙痒难耐，伴脱皮屑，两年来未曾系统治疗，自行涂擦"皮炎平"等药膏后稍有缓解，泡洗温泉及饮食海鲜、烧烤等物后加重。刻下：颈项、双手手指部可见红色斑丘疹，皮肤皱褶处为甚，伴瘙痒，可见抓痕、结痂，可见少许渗液。家长诉患儿平素口臭、脾气怪、易激惹，纳眠可，大便黏腻，每日一解，小便黄。舌红胖大，苔黄腻，脉濡滑。

【诊断】湿疹（湿热蕴表证）。

【治则】祛风燥湿。

【处方】荆防三豆饮加减。

荆芥 15 g	防风 15 g	法半夏 10 g	茯苓 15 g	板蓝根 10 g
广藿香 15 g	白豆蔻 10 g	龙胆草 6 g	滑石粉 15 g 包煎	白鲜皮 15 g
地肤子 15 g	芦根 15 g	淡竹叶 10 g	赤小豆 15	甘草 10 g

水煎服，每剂分 2 日服，共 6 剂。嘱家长每日药渣外用敷患处 30 分钟。

2021 年 9 月 21 日二诊　患儿服药后症状改善，患处可见陈旧性皮损，无渗液，瘙痒减轻，纳差，睡眠可，二便调。舌红，苔薄白，脉滑。原方去板蓝根、赤小豆，加苍术、石菖蒲增强健脾燥湿，予 14 剂，1 个月后随访，诉已无湿疹。

按　"湿疹"又称"奶癣""胎敛疮""浸淫疮""黄肥疮"，临床以多形性皮疹、瘙痒剧烈、病情反复不愈为特征，其主要特点是痒。皮红起疹，多属火盛；搔痒灼热，多属风邪；肿而浸淫，融合成片，湿邪偏盛，或脾胃湿热；溃烂日久，阴亏血耗；病在上者，多为风盛，病在下者，多为湿盛。湿疹辨证，于小儿或风热搏肤，或脾虚湿蕴，或血热风燥，以此三者居多。本案患儿肥胖，嗜食肥甘厚腻辛辣香燥之品，平素饮食以肉类居多，膏粱厚味易生湿化痰，加之患者食用较多海鲜，同时温泉浸浴，痰湿合热熏蒸，导致湿热之邪蕴于肌肤，故治以健脾燥湿、祛风清热，遂以荆防三豆饮加减。荆芥、防风疏风固表；半夏、茯苓燥湿化痰；藿香、豆蔻健脾除湿；白鲜皮、地肤子祛风燥湿止痒；芦根、赤小豆、淡竹叶、滑石使湿热从小便去；甘草调和五味。诸药合用，以祛风、燥湿、清热。

（五）荆防银翘散治湿疹（风热外袭证）

李某，男，6 个月。2017 年 8 月 6 日初诊。

【主诉】颜面部红色皮疹 1 个月。

【现病史】两颧及额头泛发性皮疹,呈对称性分布,皮肤表面有粟粒大斑丘疹、水泡,皮色红,抚之碍手,纳眠可,大便2～3日一解,质可,小便调,舌淡苔白腻。乳母舌红苔薄黄,曾外用丙酸氟替卡松乳膏、丁酸氢化可的松乳膏、复方多粘菌素B软膏、湿疹霜等效果不佳,故前来求诊。

【诊断】湿疹(风热外袭证)。

【治法】疏风散邪,解毒透疹,凉血活血。

【处方】荆防银翘散加减。

荆芥 15 g	防风 15 g	炒黄芩 15 g	蒺藜 15 g	牛蒡子 15 g
白鲜皮 15 g	地肤子 15 g	牡丹皮 15 g	紫草 15 g	夏枯草 15 g
千里光 10 g	蒲公英 15 g	紫花地丁 15 g	白豆蔻 10 g	甘草 10 g

水煎服,每剂分2日服,共6剂,母亲服药。

2017年8月19日二诊　服上药后头面部无新疹长出,额头湿疹已消退,肤色正常,仅见少数色素沉着的瘢痕,双颊部仍见粟粒状红疹,咽红,偶见流涕质清,纳眠可,大便已调,每日一解,小便可,守前方,加板蓝根、金银花发散风热,赤小豆清热利湿,苍耳子祛风通窍,继予6剂(母亲服药),药渣水可给婴儿泡澡。

2017年8月30日三诊　颜面部红斑丘疹无新出,现存两颊少数几颗丘疹,无发热,无咳嗽,纳差,眠可,大便干、2～3日一解,小便可,舌红苔白腻,其母反映其皮肤也变得光滑,少出油。续前方荆防银翘散加味6剂巩固病情。其母依从性极高,自初诊至完全康复共八诊,历时五个月,坚持服药故效彰,随访自2017年至今3年未再复发。

按　胎毒之邪火上炎客于肌肤,方中使用荆芥发表散风,透疹消疮;与防风同用可治风疹瘙痒,防风又为风药之润剂,可防风药发散太过;黄芩更能泻肺火清肌表热;《本草备要》记载牛蒡子能"消斑疹,利二便……行十二经散诸肿疮疡之毒";刺蒺藜祛风止痒;地肤子清热利湿、祛风止痒,《滇南本草》谓其可洗皮肤之风,清利胎热;牡丹皮、紫草凉血活血,使血分蕴热得除,热去血宁;蒲公英、紫花地丁清热解毒,暗合五味消毒饮强化清热解毒之力;白豆蔻,赤小豆、薏苡仁能健脾利湿。

(六)荆防三豆饮治湿疹(湿热内蕴证)

资某,男,3个月。2021年5月13日初诊。

【主诉】胸腹部红色皮疹半月余。

【现病史】半个月前患儿胸腹部无明显诱因下出现散在红色粟粒样皮疹,喜搔抓,无疼痛,胸部右侧皮疹部分结痂,伴少量黄色渗出液,无血性、脓性分泌物。家长诉患儿自出生以来湿疹反复,未经系统治疗。纳差,睡眠可,大便稀,小便稍黄。

舌淡红,苔黄腻,脉滑数。

【诊断】湿疹(湿热内蕴证)。

【治法】疏风清热,利湿止痒。

【处方】荆防三豆饮加减。

荆芥 10 g	防风 10 g	金银花 10 g	连翘 10 g	牡丹皮 10 g
紫草 10 g	白鲜皮 10 g	地肤子 10 g	赤小豆 10 g	炒黄芩 10 g
茜草 10 g	仙鹤草 10 g	白豆蔻 10 g	徐长卿 10 g	土茯苓 15 g
甘草 10 g				

水煎服,每剂分2日服,共6剂,母亲服药。

按 本案患儿皮肤反复见散在红色粟粒样皮疹,喜搔抓,无疼痛,伴少量黄色渗出液,舌淡红,苔黄腻,脉滑数,辨证为湿热内蕴,方予荆防三豆饮加减。荆芥、防风辛散风邪以透疹止痒,合金银花、连翘、炒黄芩加强疏散风热之功;紫草、仙鹤草、茜草、牡丹皮凉血活血,清热息风;白鲜皮、地肤子、夏枯草、徐长卿、土茯苓加强清热利湿、凉血祛风止痒之效;赤小豆清热解毒,其淡渗之性使湿热之邪从小便解;再佐豆蔻健脾和中,以调和药味。诸药合用,以散风邪、利湿热、止瘙痒。

三、荨麻疹

(一)荆防银翘散治荨麻疹(风热袭表证)

刘某,男,7岁。2020年6月12日初诊。

【主诉】全身风团样皮疹1月余。

【现病史】晨起自觉全身瘙痒,搔抓后出现风团样皮疹,时多时少,予外擦药物(具体不详)后皮疹消退,现全身散在风团样红色皮疹,伴瘙痒,鼻塞流浊涕,无咳嗽,纳差,睡眠可,大便干,3日一解,小便黄。舌红,苔薄黄。

【诊断】荨麻疹(风热袭表证)。

【治法】辛凉解表,疏风清热。

【处方】荆防银翘散加减。

荆芥 10 g	防风 15 g	金银花 10 g	炒牛蒡子 10 g	炒黄芩 10 g
玄参 10 g	紫草 10 g	茜草 10 g	地肤子 15 g	白鲜皮 15 g
白豆蔻 10 g	炒枳实 10 g	牡丹皮 10 g	生地黄 10 g	甘草 10 g

水煎服,每剂分2日服,共6剂。

按 荨麻疹又称"瘾疹""风疹块",是小儿时期常见的过敏性皮肤病,是由于素体禀赋不足、外感风湿热、饮食失调等多种因素所致,表现为风团和血管性水肿。风团表面光滑,呈红色或粉红色,周围可有红晕,持续时间在 24 小时以内,根据病程是否超过 6 周,分为急性荨麻疹和慢性荨麻疹,若皮下或黏膜下大面积水肿,可形成血管性水肿,血管性水肿的持续时间要长于风团,一般不痒,消退后不留痕迹,持续 6 周以上称为慢性荨麻疹。本案患儿以全身风团样皮疹为主症,《金匮要略》指出:"邪气中经,则身痒而瘾疹""风气相搏风强则为瘾疹,身体为痒"。风为百病之长,易合他邪而伤人,常挟热邪,侵袭肌表,伴营卫失司,风性散行而数变,故见本病发病急骤,变化不定,发无定处,此起彼伏;"温邪上受,首先犯肺",肺主气属卫,外合皮毛,故温邪侵犯,皮肤肌腠受邪,则发为荨麻疹;然单独的卫分证表现并不多见,而常常是很快入里波及营分,表现为营卫同病的证候。当机体最终感受温邪,侵犯卫表,渐及营分,卫营同病,则肌表、血络同时受邪发病。荨麻疹病程进展中,卫是气之表,营是血之表。营卫同病是皮肤病处于早期阶段的类型,皮损多以丘疹、风团、斑疹为主,故用银翘、荆芥、防风、牛蒡子等疏散外风之邪,并加用紫草、茜草、牡丹皮等凉血之品。随访,诉服药而愈。

(二)荆防四物汤治荨麻疹(血虚风燥证)

张某,男,4 岁。2021 年 5 月 18 日初诊。

【主诉】反复全身散在红色皮疹 2 月余。

【现病史】2 个月前无明显诱因出现红色瘙痒性皮疹,呈斑片状,高出皮肤,时起时消,晨起出疹,数小时后可自行消退,瘙痒不甚,纳眠可,大便偏干,每日一解,小便调。舌红,苔白。

【诊断】荨麻疹(血虚风燥证)。

【治法】养血祛风。

【处方】荆防四物汤加减。

荆芥 10g	防风 10g	生地黄 10g	赤芍 10g	牡丹皮 10g
玄参 10g	白鲜皮 10g	地肤子 10g	白豆蔻 10g	首乌藤 10g
紫草 10g	炒黄芩 10g	仙鹤草 10g	瓜蒌仁 15g	甘草 5g

水煎服,每剂分 2 日服,共 6 剂。

按 本案患儿反复全身散在红色皮疹 2 月余,迁延不愈,反复发作,则为病邪入血分、耗伤气血之表现。李中梓《医宗必读》中记载"治行痹者,散风为主,御寒利湿仍不可废,大抵参以补血之剂,盖治风先治血,血行风自灭",故予以四物汤养血补血,方中熟地黄换成生地黄,生地黄既能凉血清热,又能养血益阴,且能活血化瘀,配合玄参养阴滋阴清热,以防熟地黄太过滋腻;首乌藤滋阴养血、润肤止痒;地肤子、白鲜皮清热燥湿、祛风止痒；牡丹皮、赤芍、紫草凉血清热，配伍黄芩，增加其清热功效；甘草清热解毒及调和诸药。诸药合用，全方共凑疏风清热、养血息风之功效。大便偏干，加豆蔻、瓜蒌仁行气润肠通便；加荆芥、防风等祛风止痒之品，达到治风先治血，血行风自灭，病安邪去的功效。临证中，需四诊合参，辨证论治，同病异治。邪在卫表时，红色皮疹，系血络中病，从卫血同治，常用银翘散加减，配伍炒黄芩、紫草、茜草清热凉血；荨麻疹迁延不愈，反复发作，则易入血分，耗伤气血，常用四物汤养血补血，加荆芥、防风等祛风止痒之品。

第六节

时 行 疾 病

一、幼儿急疹

柴葛透疹方治幼儿急疹(风热毒蕴证)

丁某,女,1岁6个月,2019年6月7日初诊。

【主诉】发热2日。

【诊断】幼儿急疹(风热毒蕴证)。

【治法】清热解毒。

【现病史】患儿2日前出现发热,热峰39.3℃,无寒战及抽搐,服药后热退,颈部皮肤出现玫瑰红色的斑丘疹,兼见咳嗽少痰,鼻塞,流浊涕,纳眠差,夜汗甚,大便稀,每日3次,小便正常。

【处方】柴葛透疹方。

柴胡10g	葛根15g	刺蒺藜10g	桔梗10g	板蓝根10g
车前子10g_{包煎}	苍耳子10g	前胡10g	白前10g	白茅根15g
白豆蔻10g	莱菔子10g	淡豆豉10g	炒黄芩10g	甘草5g

水煎服,每剂分2日服,共6剂。

【按】 幼儿急疹是一种由外感时邪引起的急性出疹性时行病,临床症状以突然高热,持续3~4日后体温骤降,同时全身出现玫瑰红色斑丘疹,疹退后无色素沉着为主要表现;好发于婴幼儿,故又称为"奶麻",因其形似麻疹,但又与麻疹有别,故称为"假麻";发病年龄为6~18个月,3岁以上儿童少见,病后可获得持久免疫。幼儿急疹在高热时期仍以退热为主,临证时,常四诊合参,辨证论治,在肺卫者,可予银翘散加减以疏风清热解毒;邪在气营者,常予透疹凉解汤加减以清热凉营解毒;若邪热炽盛,内陷心肝,肝风内动,则见高热、四肢抽搐,可加僵蚕、钩藤等镇惊息风之品。本案患儿以发热、咳嗽、流涕为主症，根据小儿生理特点，中医认为幼儿急疹时邪从口鼻而入，侵袭肺胃，肺胃热炽，故以柴胡、葛根解肌退热；桔梗解毒利咽；黄芩清热解毒；前胡、白前降气止咳；板蓝根清热凉血；再加白豆蔻健脾行气。1个月后因夜啼来诊，诉服药后未再发热，1日后疹出，未再发。

二、水痘

荆防银翘散治水痘(气营两燔证)

黄某，女，6个月。2020年1月15日初诊。

【主诉】全身皮疹1周。

【现病史】1周前接触水痘患儿后，可见红色斑丘疹、疱疹、痂疹成批出现，躯干部及面部为主，伴瘙痒，精神差，纳差，睡眠欠佳，近3日大便次数增多，每日7～8次，小便量少。舌红，苔黄腻。

【诊断】水痘(气营两燔证)。

【治法】凉营透疹，化湿解毒。

【处方】荆防银翘散加减。

荆芥10 g	防风10 g	金银花10 g	薏苡仁15 g	赤小豆10 g
绿豆10 g	板蓝根10 g	紫草10 g	仙鹤草10 g	豆蔻5 g
炒车前子10 g包煎	赤芍10 g	蒲公英10 g	地肤子10 g	甘草5 g

水煎服，每剂分2日服，共6剂。

1周后随访，诉已痊愈。

按 小儿为稚阴稚阳之体，遇邪传变迅速，水痘时邪初蕴肺卫，随后时邪入里，滞于气营，导致脾胃水湿内停，久而化热，湿热透于肌表，则疱疹出，湿热蕴结于小肠，则小肠失去泌别清浊之力，出现大便稀溏。此案中以荆芥、防风为君药，防风可清肺脾湿热，荆芥透疹解表，紫草、赤芍凉血透疹，赤小豆、绿豆可利水消肿、清热解毒，蒲公英清热利湿解毒，加薏苡仁祛湿排脓，几药共奏祛湿排脓解毒之效；金银花入肺胃经，善清温热，与赤芍、紫草合用，共奏清营护阴、凉血解毒之效；地肤子祛风止痒；予豆蔻化湿行气，车前子利水化湿，使湿从小便除，以实大便。诸药合用，以清热解毒、宣表利湿为主，又辅以凉血养阴、祛风止痒，使邪有出路。

本案赤小豆、绿豆为临床常用治痘疹药物，含扁鹊三豆饮(赤小豆、绿豆、黑豆、甘草节)之意。三豆味甘性平，药食同源，小儿接受度高，现代医家常将三豆饮加减治裁应用于水痘、蛇串疮、湿疹、紫癜等的治疗。

三、流行性腮腺炎

(一)银翘白虎汤治流行性腮腺炎(温毒在表证)

李某,女,7岁。2020年1月12日初诊。

【主诉】右侧腮部疼痛1日。

【现病史】右侧腮部漫肿疼痛,张口不利,表皮不红,皮温不高,伴咽痛,偶咳,有痰,流清涕,鼻塞。纳眠可,二便调。舌红,苔薄黄,脉数。

【诊断】流行性腮腺炎(温毒在表证)。

【治法】疏风清热,消肿散结。

【处方】银翘白虎汤加减。

金银花10g	连翘10g	生石膏20g_{先煎}	知母10g	桔梗10g
射干10g	青黛5g_{包煎}	豆蔻6g	玄参10g	马勃10g_{包煎}
夏枯草10g	浙贝母10g	前胡10g	白前10g	甘草5g

水煎服,每剂分2日服,共3剂。

按 流行性腮腺炎在中医学中被称为"痄腮",系风温时毒之邪经口鼻侵入人体,内有积热,风温蕴热互结,邪客少阳、阳明二经,经脉壅滞,气血运行不畅,凝结于局部而成。本案患儿病程短,且一派热毒蕴结之象,选用疏风清热解毒、消肿散结之品,予银翘白虎汤治之。金银花质体清扬,气味芬香,既能清气分之热,又能解血分之毒;《用药法象》言连翘"散诸经血结,十二经疮药中不可无此,乃结者散之之义",两药合用,疏风清热解毒,以消肿散结止痛。石膏、知母辛寒,清热生津;桔梗、射干、青黛、马勃、玄参、浙贝母清热解毒、凉血利咽;夏枯草清热散结消肿;由于表热未清,予前胡、白前疏散风热,少佐豆蔻理气而疏通壅滞,兼娇药味。诸药合用,共奏疏风清热解毒、消肿散结之功,使患儿在短期内解除病痛之苦。3个月后患儿因咳嗽来诊,反馈上次服药3剂后腮部肿痛皆消。

(二)普济消毒饮治流行性腮腺炎(热毒蕴结证)

康某,男,4岁。2020年8月23日初诊。

【主诉】发现右侧腮部肿大10日。

【现病史】右侧腮部肿大,伴压痛,现无发热、咳嗽及鼻塞,颌下淋巴结无肿大,易烦躁,食谷欲呕,伴腹痛。纳少,睡眠欠安,二便调。舌尖红,苔白腻。

【诊断】流行性腮腺炎(热毒蕴结证)。

【治法】清热解毒,软坚散结。

【处方】普济消毒饮加减。

炒黄芩10g	连翘10g	射干10g	僵蚕10g	皂角刺10g
玄参15g	夏枯草10g	炒牛蒡子10g	蒲公英10g	柴胡10g
板蓝根10g	薏苡仁15g	重楼10g	白花蛇舌草10g	白豆蔻10g

水煎服,每剂分2日服,共6剂。

按　本案以《东垣试效方》中的普济消毒饮加减为主方,以炒黄芩合柴胡清解少阳经邪热;夏枯草、玄参、板蓝根、连翘、蒲公英、炒牛蒡子合用以清热解毒、消肿散结;以牛蒡子、僵蚕、重楼、白花蛇舌草增强解毒消肿止痛之力;皂角刺、薏苡仁解毒散结、促进排脓;豆蔻化湿行气止呕。诸药合用,共奏清热解毒、软坚散结之功。1周后随访,诉服药后病愈。

四、手足口病

(一)银翘紫荆汤治手足口病(风热犯肺证)

黄某,男,4岁。2020年10月13日初诊。

【主诉】发现口腔、双手疱疹2日。

【现病史】昨日发现患儿口腔、双手散见疱疹,未见破损,伴鼻塞,流清涕,喷嚏,偶咳,无发热。纳眠可,二便调。

【诊断】手足口病(风热犯肺证)。

【治法】解表宣肺透疹。

【处方】银翘紫荆汤加减。

金银花10g	连翘10g	桔梗10g	射干10g	紫草10g
白茅根10g	荆芥10g	炒苍耳子10g	板蓝根10g	前胡10g
白前10g	白豆蔻5g	芦根15g	刺蒺藜10g	甘草5g

水煎服,每剂分2日服,共6剂。

按　手足口病是由多种肠道病毒感染引起的急性传染病,临床上多表现为手、足、口腔等部位出现小疱疹或小溃疡,伴发热、呕吐、腹泻、食欲不振及口腔疼痛等症状。古代医学并无"手足口病"之病名,结合其临床表现,可归之于"湿温病"。《小儿卫生总微论方·唇口病论》述"风毒湿热,随其虚处所者,搏于血气,则生疮疡",指出本病与外感风湿热毒之邪有关。本案患儿尚以外感表证为主,同时伴有少量疱疹,采用清热疏风解表、托疹透毒外出的方法进行治疗,使邪有所出,热毒得泄,方选银翘二前汤加减。金银花、连翘疏风清热解毒为君;荆芥、桔梗、前胡、白前、刺蒺藜辛散解表,祛邪外出;射干、白茅根、紫草、板蓝根解毒利咽,且白茅根清热生津;炒苍耳子疏散风热,兼通鼻窍;豆蔻健脾和中,兼矫药味;甘草清热解毒,兼调和诸药。诸药合用,为辛凉平剂,共奏疏风清热、透表解毒之功,使邪有所出,热毒得清,疾病得愈。

(二) 甘露玄青方治手足口病(邪犯肺脾证)

马某,女,8 岁。2020 年 6 月 28 日初诊。

【主诉】发热 3 日,口腔、手足多发疱疹 1 日。

【现病史】3 日前出现发热,热峰 39 ℃,无寒战及抽搐,口服"布洛芬"后退热,今日见口腔、手足出现疱疹,无明显瘙痒及疼痛,伴咽痛,鼻塞,偶流浊涕。刻下无发热,纳少,大便干,1～2 日 1 行,小便调。舌质红,苔白腻。

【诊断】手足口病(邪犯肺脾证)。

【治法】宣肺解表,清热化湿。

【处方】甘露三草方加减。

藿香 10 g	炒黄芩 10 g	青黛 5 g 包煎	柴胡 10 g	土茯苓 15 g
葛根 15 g	炒牛蒡子 10 g	白豆蔻 5 g	紫草 10 g	鱼腥草 10 g
白茅根 10 g	玄参 10 g	仙鹤草 10 g	刺蒺藜 10 g	青蒿 10 g
甘草 5 g				

水煎服,每剂分 2 日服,共 6 剂。

2020 年 7 月 3 日二诊　手足心疱疹消退,仍咽痛,现晨起及夜间咳嗽,痰鸣声重,纳差,食量减为原 2/3,食后脐周疼痛,睡眠可,大便稀,每日一解,小便可。舌尖红,苔白腻。

【处方】

炙麻绒 10 g	炒黄芩 10 g	连翘 10 g	薏苡仁 15 g	桔梗 10 g
地骨皮 10 g	板蓝根 10 g	紫草 10 g	炙桑白皮 10 g	炙紫菀 10 g
百部 10 g	仙鹤草 10 g	炒莱菔子 10 g	芦根 15 g	甘草 5 g

水煎服,每剂分 2 日服,共 6 剂。

按　小儿肺脾常不足,心肝常有余,且小儿饮食常不知节,易导致脾失健运,小儿为纯阳之体,感邪易化热,食积日久,积热内生。加之湿热疫毒,从口鼻而入,鼻咽为肺之门户,疫毒之气侵犯鼻咽,可见鼻塞、流浊涕;侵犯咽喉,可见咽痛;加之脾胃积热,内外之邪搏结于咽喉,可见咽喉疱疹;营卫失调,可见发热。湿热疫毒侵犯肺脾,使得肺主行水,脾胃主津液输布的功能失调,水湿内蕴,与热相结,透于肌表,则疹出。发热伴疹出,则病在营分,因此方选甘露玄青方加减。以藿香、炒黄芩为君药,藿香化湿;炒黄芩清肺脾积热;此外予青黛、白茅根、紫草、青蒿清热凉血;土茯苓清热解毒化湿;牛蒡子、鱼腥草解毒透疹,排脓利咽;佐以玄参、葛根以养阴液。诸药合用,共奏清热祛湿、凉血养阴透疹之效。二诊时,患儿以咳嗽咽痛,饮食减少为主,治疗上予宣肺肃降、利咽健脾。诸药合用,泻肺养阴。1周后随访,诉服药后诸症皆愈。

其 他 疾 病

（一）沙麦地黄丸治矮小症（肝肾阴虚证）

李某，男，9 岁。2019 年 11 月 3 日初诊。

【主诉】身高、体重增长迟缓 3 年。

【现病史】患儿 9 岁，体重 17 kg，身高 110 cm（父亲身高 162 cm，母亲 157 cm），家长诉近 3 年患儿每年身高增长仅 4 cm。平素纳差，不欲饮食，口气重，脾气怪、易激惹，盗汗，面色萎黄，大便 1～2 日一解，干结难解，小便调。舌红，少苔，脉沉细。

【诊断】矮小症（肝肾阴虚证）。

【治疗】滋养肝肾。

【处方】沙麦地黄丸加减。

沙参 15 g	麦冬 15 g	天花粉 15 g	桑叶 10 g	炒白扁豆 15 g
山药 15 g	鸡内金 10 g	炒麦芽 10 g	山茱萸 10 g	芡实 15 g
石菖蒲 10 g	益智仁 15 g	补骨脂 15 g	玉竹 10 g	甘草 5 g

水煎服，每剂分 2 日服，共 6 剂。

按 矮小症是儿科一种常见的疾病，具体是指儿童的身高低于同年龄、同性别儿童平均身高的 2 个标准差，且每年生长的速度低于 5 cm。矮小症的发生，多责之于先天因素与后天因素。先天因素为父精不足，母血气虚，禀赋不足以至于患儿精气未充，髓脑未满，脏气虚弱，筋骨肌肉失养而成。后天因素为小儿出生后，护理不当，或平素乳食不足，哺养失调，或体弱多病，或大病之后失于调养，以致脾胃亏损，气血虚弱，筋骨肌肉失于滋养所致。

小儿"肾常虚"，本案患儿以生长发育迟缓为主症，肾气虚弱，难以充养形体；兼见盗汗，舌红少苔，脉沉细等，提示其肾阴亏虚，已生内热。处方选沙麦地黄丸。沙参、麦冬清热养阴；天花粉、玉竹生津解热；炒白扁豆益气培中；炒麦芽、鸡内金健胃消食、醒脾助运；甘草能生津止渴，配以桑叶轻宣燥热；山药、山茱萸、补骨脂补益肝肾;石菖蒲、益智仁开窍醒神、健运脾胃。本方诸药合用,共奏滋养肝肾之阴、健运脾胃运化之功,既补益先天肝肾,也助后天脾胃运化,标本兼治,先后天并补。1年后电话随访,患儿增高了7cm。

(二) 泻黄桑麦汤散治语迟(心脾积热证)

李某,女,3岁2个月。2019年11月10日初诊。

【主诉】语言发育迟缓2年余。

【现病史】患儿3岁2个月,体重16kg,仅会说简单叠词,暂无组成造句能力,数数仅可至数字8,嘴角见疮,常吹吐唾液,吐弄舌,患儿纳可易饥,睡眠差,大便黏腻、2日一解,小便可。

【中医诊断】语迟(心脾积热证)。

【治法】清胃泻火,清脾升阳。

【处方】泻黄桑麦汤加减。

生石膏 20g 先煎	藿香 15g	防风 15g	佩兰 15g	石菖蒲 15g
远志 15g	芦根 15g	淡竹叶 10g	栀子 10g	生地黄 20g
麦冬 15g	桑叶 15g	丝瓜络 10g	甘草 10g	

水煎服,每剂分2日服,共6剂。

2020年1月5日二诊　服上方后,口疮消失,吐弄减少,除叠词外,能言少许如"可以""不行""不要"等词语,纳食减少,睡眠差、易惊醒,盗汗,二便正常。舌红,苔薄白。

【处方】菖蒲丸加减。

石菖蒲 20g	丹参 20g	人参 10g	天冬 15g	茯神 15g
牡蛎 20g 先煎	远志 15g	五味子 10g	茯苓 20g	柴胡 15g
藿香 15g	桂枝 10g	甘草 10g		

水煎服,每剂分2日服,共6剂。

2020年3月8日三复诊　家长诉患儿服药后,平日精神佳,纳食改善,睡眠惊醒次数减少,盗汗减轻,二便改善,现逐渐可学习简单词汇。效不更方,原方继服。六诊加减服药。1年后回访,家长诉患儿已能够进行正常交流。

按 本案为语迟,初诊见心脾积热,以泻黄散清其心脾,心脾积热去,脾胃运化足后,补其心肾二气,以助言语发育。脾属中土,其色为黄,开窍于口,其华在唇、四白,脾火亢盛,则口疮、烦渴诸症由生。方选泻黄桑麦汤加减,既清泻脾中伏热,又振复脾胃气机,虽名泻黄,而独以风药为重,是散火即所以泻火。吴崑:"脾家伏火,唇口干燥者,此方主之。唇者,脾之外候;口者,脾之窍,故唇口干燥,知脾火也。苦能泻火,故用山栀;寒能胜热,故用石膏;山栀苦寒用以泻火,并能引热下行,从小便而解,具清上彻下之功,用为君药。"防风味辛微温,在本方是为"火郁发之"而设。本方证由脾胃伏火而致,若只投苦寒清泻,其伏火难免抑遏不升,故于清热之中配以升散之品,以使寒凉而不致冰伏,升散而不助火焰,乃是清中有散,降中有升之法。藿香化湿醒脾,与防风相配伍,有振复脾胃气机之用,两药为臣,余者佐使,各行其要,泻热升阳。心脾热去,方可益智开窍,二诊方中主药为石菖蒲,功能芳香化浊、开窍和中、祛风散湿、益智安神。《名医别录》言菖蒲"聪耳目,益心智"。现代药理研究证明,菖蒲所含挥发油部分具有镇静效果,并能显著延长异戊巴比妥钠的麻醉时间。此外,石菖蒲还能促进消化液的分泌,制止胃肠异常发酵,以及弛缓肠管平滑肌痉挛的作用,这可能即是"开胃宽中"的作用。丹参味苦,性微寒,入心、肝二经,《本草纲目》称其"活血,通心包络",《滇南本草》言其"补心定志,安神宁心。治健忘怔忡,惊悸不寐"。人参、天冬气阴俱补,茯神、远志宁心安神,茯苓、藿香见健脾开窍,桂枝调补阴阳营卫,牡蛎、五味敛阴,诸药合用,以助孩童开语习言。

(三)二陈五苓散治肥胖(痰湿内蕴证)

朱某,男,4岁。2019年8月18日初诊。

【主诉】 体重增长过快2年。

【现病史】 患儿近2年来体重增长迅速,现4岁体重22 kg,平素多食易饥,肢体困重,偶呃逆,动则乏力。自汗盗汗,汗质黏,夜间难寐,睡有鼾声,大便每日2~3次,味臭秽,小便调。舌质红,苔黄腻,脉滑。

【诊断】 肥胖症(痰湿内蕴证)。

【治法】 健脾燥湿,化痰降浊。

【处方】 二陈五苓散加减。

法半夏10 g	茯苓10 g	泽泻10 g	厚朴10 g	枳实10 g
山楂15 g	陈皮15 g	佩兰10 g	荷叶10 g	决明子10 g
炒莱菔子10 g	藿香10 g	竹茹10 g	炙甘草5 g	

水煎服,每剂分2日服,共6剂。

2019年9月1日二诊 患儿自觉四肢困重明显减轻,运动量较前增加,汗出较前减少,睡眠可。效不更方,继予前方10剂。1年后患儿因咳嗽再次来诊,神情松快,近1年体重未增,身高增长2 cm。

按 肥胖是由于过食、缺乏体育锻炼等多种原因导致体内脂肪过度堆积,使体重超过一定范围,可伴有头晕身重、神疲懒言、气短乏力、行动迟缓等症状的一类疾病。儿童肥胖对儿童的生长发育、智力和心理均有严重影响,是高脂血症、心血管疾病、糖尿病、癌症等代谢内分泌疾病的高危因素,严重影响儿童健康,可能造成日后成人一系列疾患。

儿童正处于人生的生长发育重要阶段,需要大量精微物质补充营养,故大多表现为食欲旺盛,但若不加以控制,长期饮食过量,加之小儿有脾常不足的生理特点,脾虚则不能将水谷化为精微物质以濡养全身,反而酿为水湿、痰瘀、脂质等浊阴之邪于身体各部停留,内而脏腑,外而筋骨皮肉。由于浊阴之邪增加,阴邪偏盛,则湿胜阳微,致使机体阴阳失去相对平衡,从而导致肥胖症的产生。"病痰饮者当以温药和之",治之以健脾燥湿,升清降浊,方选二陈五苓散加减。法半夏为君,其性辛温,具有健脾燥湿、化痰降浊之功;以茯苓、泽泻、枳实、山楂、决明子为臣;藿香、佩兰、茯苓加强健脾、淡渗利湿之功,泽泻增强健脾益气、祛湿化浊之功,二药合用可助君药振奋脾阳,杜绝生痰之源,加强君药利湿降浊之功;枳实、莱菔子、陈皮、竹茹行气消积、化痰除痞,三药合用共开祛邪之道路,引水湿、痰饮等浊阴之邪从下而去;决明子具有降脂、润肠、通便之功;山楂酸甘微温,能消食化积、活血散瘀滞;厚朴行气燥湿;荷叶升清阳、散瘀滞、利湿浊。本方标本兼职,在健脾益气、祛除生痰之源的同时,除湿、化痰、祛瘀以减肥降脂。另嘱家长平时注重调理患儿饮食,督促患儿多运动、勿久坐。

(四) 藿香苇茎汤治腺样体肥大(痰湿凝滞证)

何某,女,7 岁。2021 年 11 月 1 日初诊。

【主诉】夜眠打鼾、张口呼吸 1 年。

【现病史】患儿夜眠打鼾、张口呼吸,伴鼻塞、流涕,清晨频繁喷嚏,于 2021 年 3 月 8 日在昆明某医院行电子鼻咽喉镜检示"鼻炎、腺样体肥大(占后鼻孔 3/5)"。患儿平素易感,体质较差,自幼饮食量少,睡眠差,大便质黏,每日一解,小便调。舌红,苔白腻。

【诊断】腺样体肥大(痰湿凝滞证)。

【治法】化湿祛痰,通窍散结。

【处方】藿香苇茎汤加减。

藿香 10 g	芦根 15 g	天花粉 15 g	冬瓜仁 10 g	丝瓜络 10 g
通草 10 g	皂角刺 10 g	葛根 15 g	川楝子 10 g	炒葶苈子 10 g
醋鳖甲 20 g 先煎	生牡蛎 20 g 先煎	炒苍耳子 10 g	辛夷 6 g 包煎	炒鸡内金 10 g
甘草 5 g				

水煎服,每剂分 2 日服,共 6 剂。

2021 年 11 月 13 日二诊 患者服药后打鼾、张口呼吸情况有好转,继予上方去川楝子,加炒车前子、乌药,嘱患者多饮水。

【处方】藿香苇茎汤加减。

藿香 10 g	芦根 15 g	天花粉 15 g	冬瓜仁 10 g	丝瓜络 10 g
台乌 10 g	皂角刺 10 g	葛根 15 g	炒车前子 15 g_{包煎}	葶苈子 10 g
醋鳖甲 20 g_{先煎}	生牡蛎 20 g_{先煎}	苍耳子 10 g	辛夷 6 g_{包煎}	炒鸡内金 10 g
甘草 5 g				

水煎服,每剂分 2 日服,共 6 剂。

按 患儿 1 年来持续夜眠打鼾、张口呼吸,伴鼻塞、流涕,鼻咽喉镜可见腺样体肥大且占后鼻孔 3/5;并见纳差、便黏及苔白腻等痰湿蕴结中焦脾胃、脾胃虚弱之候。小儿脾常不足,且患儿自幼饮食量少,生化乏源,后天失养,脾虚失职而化湿力弱,故患儿 7 岁而腺样体未消反增,此乃痰核凝结于鼻咽,堵塞鼻窍,阻碍呼吸功能。予藿香苇茎汤。藿香为君药,以化湿和中,其"清芬微温,善理中州湿浊痰涎";改原方苇茎为芦根,亦能清化上焦湿痰,根者,可下行也,引湿从小便而出,天花粉入肺,功在消肿排脓,散鼻窍痰核,二者共为臣药;薏苡仁长于化湿,助芦根引湿下行,冬瓜仁、丝瓜络功能化痰,醋鳖甲、生牡蛎能软坚散结,上药合皂角刺共消痰凝结聚;患儿尚有鼻炎,伴鼻塞、流涕、喷嚏,予炒苍耳子、辛夷通鼻窍,炒葶苈子肃降肺气、能助止鼾,葛根行散升清以复通气,一升一降合肺之生理,炒葶苈子兼能泻鼻道中壅塞浊气;炒鸡内金助脾健运,上皆为佐药;甘草调和诸药,为使药。全方功专于消,辅助运中焦,复肺生理,共奏化湿祛痰、通窍散结之功。此外,腺样体患儿应积极预防感冒,避免接触过敏原,合理饮食,如减少甜食及油腻食物的摄入,减少或避免二手烟的吸入,加强身体锻炼,控制体重等,也可在一定程度上对腺样体肥大及睡眠呼吸障碍有改善作用。轻度腺样体肥大患儿若未引起明显局部症状及睡眠呼吸紊乱,早期应重视生活调整,避免引起腺样体过度增生而影响生活,从而不得不采取手术治疗。

(五) 甘露消瘰方治瘰疬(痰湿热互结证)

包某,男,1 岁 6 个月。2020 年 6 月 30 日初诊。

【主诉】发现患儿颈部淋巴结肿块 1 个月余。

【现病史】1 个月前发现颈部淋巴结肿大,行 B 超提示颈部多个淋巴结,左侧 1.9 cm×0.7 cm、右侧 2.0 cm×0.9 cm 肿大,边界清,轻压痛,偶咳嗽,其余无不适。刻下症见:纳少,挑食,不喜肉类,睡眠欠安,夜啼。大便每日一解,小便调。舌红,苔白腻。

【诊断】瘰疬(痰湿热互结证)。

【治则】清热解毒,利湿化浊。

【处方】甘露消瘰方加减。

藿香 10 g	炒黄芩 10 g	连翘 10 g	夏枯草 10 g	柴胡 10 g
板蓝根 10 g	鱼腥草 10 g	浙贝母 10 g	炒橘核 10 g	玄参 10 g
薄荷 10 g后下	僵蚕 10 g	白豆蔻 5 g	炒莱菔子 10 g	甘草 5 g

水煎服,每剂分2日服,共6剂。

按 本案患儿主症以颈部淋巴结肿大为主,中医称为"颈痈""瘰疬""痄核肿大""痄核肿大",小儿为稚阴稚阳之体,遇邪易热化,该病病程短,多为实证。此外,小儿脾常不足,加之贪食肥甘厚腻,导致脾胃运化失司,痰湿内生。若前期感染时邪,时邪未解,则化火入里,燔灼气营,炼液成痰,痰热互结,上达头颈部,痰湿热互结于少阳经,经脉气滞痰凝则发病。本病以清热、利湿、解毒为原则,方选甘露消瘰方。方中所含甘露消毒丹由温病大家叶天士所创,首载于《续名医类案》,后被王士雄收录于《温热经纬》,被誉为"治湿温时疫之主方也"。在原方基础上加柴胡清少阳经之郁热;板蓝根清热解毒、凉肝血;与鱼腥草合用,增强清热解毒的功效;僵蚕具有化痰散结的功效,经常用于治疗有形包块,夏枯草善散痰核,浙贝母化痰,三药合用加强软坚散结之效;橘核行气止痛,豆蔻燥湿行气;玄参针对该病初期可泻火解毒,后期则可滋阴凉血,最后予甘草调和诸药。

(六) 柴芍温胆汤治小儿斑秃(肝肾亏虚证)

代某,男,6岁。2023年6月6日初诊。

【主诉】头发片状脱落4个月余。

【现病史】患儿4个月前无明显诱因下出现头枕部毛发片状脱落,伴瘙痒,无脱屑等。其母亲既往有斑秃病史,现已痊愈。时有自汗、盗汗,纳眠尚可,大便先干后稀,2日一解,小便调。舌红,苔白腻,脉弦。辅助检查:2023年5月19日,昆明某医院影像学皮肤镜下检查见皮损区头发稀疏,散在空毛囊,毛发粗细不一,散在少许黑点、黄点征,部分毛发根部变细,少许新生毳毛。

【诊断】小儿斑秃(肝肾亏虚证)。

【治法】补益肝肾,祛风通络。

【处方】柴芍温胆汤加减。

柴胡 10 g	白芍 10 g	白术 15 g	钩藤 10 g后下	茯苓 10 g
天麻 10 g	防风 10 g	白鲜皮 10 g	山茱萸 10 g	补骨脂 15 g
桂枝 10 g	首乌藤 10 g	侧柏叶 10 g	桑叶 10 g	甘草 5 g

水煎服,每剂分2日服,共10剂。

2023 年 7 月 1 日二诊　患儿服药后头发停止脱落,脱发区可见黑色细软新生毛发,偶觉腹痛,晨起咽干,纳尚可,偏食,眠差,入睡困难,多梦,盗汗,大便稍稀,每日一解,小便调。舌象如前。上方去补骨脂,改芡实 15g。再服 6 剂,每日 1 剂,水煎服。3 个月后随访,斑秃处已长出头发。

按　斑秃是一种突然发生的非瘢痕性脱发性疾病,临床常表现为边界清晰、圆形或椭圆形斑状脱发,局部皮肤正常,且无自觉症状。中医称斑秃的活动期为"油风",稳定期为"鬼舔头"。儿童斑秃多与先天不足,后天失养有关。肾藏精,为先天之本,其华在发;肝藏血,发为血之余。肝肾亏虚,精血不足,毛发则失其濡养而干枯脱落,同时,脾为气血生化之源,为后天之本,脾的运化功能健旺,气血才充盈。小儿脏腑娇嫩,稚气未充,不良的饮食习惯等因素均可导致脾胃功能受损。脾胃运化失常,则气血生化无源,毛发失其濡养之源,故可形成斑秃。本案患儿母亲既往有斑秃病史,患儿先天不足,肾精亏虚,精血同源,肝血亦会不足,精血亏虚,外风乘虚而入或内风自生,故毛发不能被濡养而致斑秃。辨证为肝肾不足证。方选柴芍温胆汤加减,患儿治以补益肝肾,祛风通络。柴胡为君药疏肝理气,气行则血通;山茱萸、补骨脂为臣,补益肝肾;天麻、钩藤平肝息风,首乌藤养血祛风,防风、白鲜皮祛风止痒,白芍养血柔肝,茯苓、白术健脾益气,桑叶疏肝理气,上药俱为佐药;甘草为使调和诸药。全方肝脾肾三脏同治,气血同调,辅以祛风。二诊患儿盗汗,去补骨脂,加芡实以收涩止汗。

(七)二陈桃术汤治瘿病(痰气郁结证)

邓某,男,10 岁。2020 年 7 月 19 日初诊。

【主诉】发现甲亢 2 月余。

【现病史】近 2 个月来患儿日渐消瘦,未监测体重,偶有胸闷,时有心慌,无汗出,无凸眼,于当地医院治疗诊断为"甲亢、毒性弥漫性甲状腺肿"(未见具体检查资料)。纳眠可,小便调,大便每日一解,质黏。舌红,苔白腻。查体:体型偏瘦,甲状腺弥漫性肿大,无压痛。

【诊断】瘿病(痰气郁结证)。

【治法】行气宣郁,化痰散结。

【处方】二陈桃术汤加减。

法半夏 12g	茯苓 12g	浙贝母 20g	玄参 10g	僵蚕 10g
白花蛇舌草 10g	桃仁 10g	赤芍 10g	莪术 10g	夏枯草 10g
薏苡仁 15g	陈皮 10g	丝瓜络 10g	桔梗 10g	甘草 10g

水煎服,每剂分 2 日服,共 10 剂。

2020年9月6日二诊 肿大甲状腺较前缩小,无心慌胸闷,大便每日一解。舌淡,苔薄白。前方去僵蚕、桃仁、薏苡仁、丝瓜络、桔梗,加枳实、藿香、昆布、白茅根。2个月后患儿因外感发热来诊,家属反馈服药后甲状腺肿消退,体重较前有增长。

按 甲状腺功能亢进症,简称甲亢,是由于甲状腺激素释放过多入血而引起的一组以高代谢症候群为临床表现的内分泌疾病,以毒性弥漫性甲状腺肿(Graves病)最为常见。本病也是儿童最常见的内分泌疾病,儿童期发病将会严重影响其发育过程。此外,多数研究发现,本病儿童发病时症状多不典型,容易漏诊、误诊,迁延成慢性疾患,所以在早期发现、提早治疗具有重要意义。根据甲亢的临床特点,中医将其归为"瘿病""心悸""气瘿"范畴,认为本病多属于本虚标实之证,与过度劳累、体质因素、饮食水土失宜、情志失调等致病因素相关。甲亢的病机主要是肝气郁结,气机郁滞不通,日久生痰成瘀,结于颈前,因此治疗宜疏肝解郁、理气化痰。病久不免于瘀滞之嫌,故可酌加活血化瘀之品。本案患儿发病症状不典型,其病机为肝气郁结,日久生痰,结于颈前而生本病。治以行气宣郁,化痰散结,兼活血化瘀,方予二陈桃术汤加减。法半夏、茯苓化痰健脾;浙贝母、僵蚕、白花蛇舌草、丝瓜络、薏苡仁、夏枯草、陈皮化痰消肿散结,其中夏枯草清热散郁、消瘿瘤,将诸药引入肝经,直达病所,从而使诸药发挥疏肝化痰散结之效;桃仁、赤芍、莪术活血散结;桔梗祛痰利气;甘草调和诸药。二诊时患儿病情好转,甲状腺肿大较前有缩小,去僵蚕、桃仁、薏苡仁、丝瓜络、桔梗,加枳实破气消积、化痰除癖,藿香化湿畅中,昆布咸寒清利、消痰软坚,白茅根清热生津。

(八) 桑菊银翘散治高热惊厥(风热外袭证)

张某,女,1岁10个月。2019年5月12日初诊。

【主诉】反复高热惊厥3次。

【现病史】患儿自10月龄以来,因上呼吸道感染出现高热惊厥3次。近两个月发作1次,每次惊厥发作,都伴有发热,四肢抽搐,双目斜视,意识不清,持续30秒至1分钟,可自行缓解,发作后嗜睡。刻下:患儿神志清楚,暂未发作惊厥,无发热,偶有咳嗽,痰黏难咳,咽痛、鼻塞、流浊涕,纳眠可,二便调。舌质红,舌苔薄黄。

【诊断】高热惊厥(风热外袭证)。

【治法】解热,祛痰,定惊。

【处方】桑菊银翘散加减。

桑叶10g	菊花10g	芦根15g	生薏苡仁10g	金银花10g
连翘6g	苍耳子10g	钩藤5g后下	芡实15	白豆蔻5g
天竺黄10g	法半夏10g	陈皮10g	茯苓10g	蝉蜕5g

151

生甘草5g

水煎服,每剂分2日服,共6剂。

按 上呼吸道感染是诱发高热惊厥的常见病因,并且既往有高热惊厥病史的患儿,首次发作在1岁以上者复发率约有30%,1岁以下者复发率高达50%,笔者认为对于既往有高热惊厥病史的患儿,积极治疗上呼吸道感染等病,可有效防止发热或高热所致的惊厥。小儿高热惊厥初期,多因外感邪气和疫毒之气,而表现出感冒初期的一些症状,如恶寒、发热或不发热、咳嗽、咽喉疼痛等症,可用桑菊银翘散治疗患儿上呼吸道感染等病。若患儿咳嗽热重,加桑杏二陈汤或止嗽散以宣肺止咳;鼻塞者加苍耳子、辛夷祛风通窍;咽痛者加射干、木蝴蝶、僵蚕;夹有食积者,加神曲、莱菔子、白豆蔻、焦山楂等消食健胃;症见高热、咽喉红肿,甚至化脓,处方常用香芩解热汤、麻杏石甘汤,以凉血解毒退热为主。本案患儿主症为咳嗽、痰黏难咳、咽痛、鼻塞、流浊涕,外感表证未解,故方选桑菊银翘散加减。方中桑叶、菊花等疏散风热;金银花、连翘既有辛凉透邪清热之效,又有芳香辟秽解毒之功;天竺黄、半夏清热豁痰、凉心定惊;芦根清透肺胃气分实热,又能生津止渴、矫正药味;薏苡仁、茯苓健脾利水渗湿,使热邪从小便去;苍耳子散寒通窍;钩藤、蝉蜕合用共奏疏风清热止痉之功效。就诊后多次电话随访,述服药后惊厥未曾发作。

(九) 柴芍温胆汤治颤证(风痰阻络证)

费某,女,12岁。2023年2月17日初诊。

【主诉】四肢不自主震颤4个月。

【现病史】患儿4个月前无明显诱因下出现四肢不自主震颤,伴眼球快速、不规律颤动,呈阵发性,行走不稳,需家长搀扶,牙关抖动,不能流利说话,偶夜间出现双上肢麻木、肤温降低,无关节肿痛,偶自觉头晕,无头痛、恶心、视物模糊。睡眠时仍可见患儿的上述症状发作。夜间汗出稍多,纳欠佳,睡眠欠安,二便调。舌红,苔白腻,脉滑。

【查体】神清,语利,对答切题,双侧眼球不自主转动、震颤,无规律性,双瞳等大等圆、约3mm,对光反射灵敏,伸舌居中,颈软,无抵抗,四肢肌力均Ⅴ级,肌张力正常。深浅感觉正常,生理反射存在,病理征未引出,脑膜刺激征(一)。

【诊断】颤证(风痰阻络证)。

【治法】息风化痰,芳香开窍。

【处方】柴芍温胆汤加减。

| 柴胡15g | 法半夏15g | 陈皮10g | 茯神15g | 钩藤15g后下 |
| 首乌藤15g | 磁石20g先煎 | 珍珠母20g先煎 | 郁金15g | 乌梢蛇15g |

乳香 10 g　　桑枝 10 g　　木瓜 10 g　　浮小麦 20 g　甘草 5 g

水煎服,每剂分 2 日服,共 6 剂。

2023 年 3 月 21 日二诊　服药症减,四肢不自主震颤频率降低,眼球震颤频率明显降低,四肢乏力,行走需搀扶,睡眠时震颤未见,纳眠可,大便 2 日未解,小便调。

【处方】柴芍温胆汤加减。

柴胡 15 g　　　白芍 15 g　　　陈皮 10 g　　法半夏 15 g　　茯苓 15 g

首乌藤 15 g　　钩藤 15 g 后下　鸡血藤 15 g　熟地黄 15 g　　当归 15 g

珍珠母 20 g 后下　磁石 20 g 后下　全蝎 5 g　　浮小麦 20 g　　川芎 10 g

甘草 5 g

水煎服,每剂分 2 日服,共 6 剂。

2023 年 4 月 4 日三诊　四肢震颤明显减轻,未见眼球震颤,可自行行走,双上肢麻木,偶出现四肢不温、关节酸痛,纳眠可,2 日未解大便,小便调。

【处方】四物汤加减。

当归 15 g　　川芎 10 g　　生地黄 15 g　　熟地黄 15 g　　白芍 15 g

白术 15 g　　茯苓 15 g　　鸡血藤 15 g　　怀牛膝 15 g　　首乌藤 15 g

威灵仙 15 g　乌梢蛇 15 g　防风 15 g　　　钩藤 10 g 后下　甘草 5 g

水煎服,每剂分 2 日服,共 6 剂。

1 个月后随访,患者仍稍有四肢震颤,眼球震颤未复见,余症皆愈。半年后随访,眼球震颤未再发作。

按　小儿"脾常不足、肝常有余、肾常虚",易出现肝肾阴虚、肝阳失潜。本案患儿无明显诱因地出现阵发性四肢不自主震颤,伴眼球快速、不规律颤动,故诊断为"颤证"。肝阳化风,风盛则动,表现为四肢震颤、牙关抖动;肝病传脾、脾虚生痰,风携伏痰上扰清窍,故见头晕,筋脉失养加剧震颤,故辨证为"风痰阻络",舌脉为佐证。方选柴芍温胆汤加减。柴胡为君药,可疏肝解郁、平肝气之横逆;法半夏、陈皮、茯神为臣药,二陈汤配伍可理气健脾、燥湿化痰;茯神亦增宁心安神之功;钩藤清热平肝、息风定痉;首乌藤养血安神、祛风通络;磁石、珍珠母重镇安神、平抑肝阳;郁金味苦、性寒、气芳香,可开窍清心解郁;乌梢蛇祛风、通络、止痉;乳香活血行气止痛;桑枝、木瓜舒筋活络;浮小麦益气、固表、止盗汗;甘草为使调和诸药。全方共奏息风化痰、芳香开窍之功。该病初诊重在平肝息风、健脾化痰。二诊效不更方,患者睡眠时症状暂未见,茯神易为茯苓。易大队行气药为养血之品以濡养筋脉,白芍养血柔肝,合四物汤补血养血,鸡血藤行血补血、舒筋活络,更加全蝎入络搜风。二诊时侧重于扶助正气、调和气血。三诊患儿震颤症状明显减轻,症见双上肢麻木,易柴芍温胆汤为四物汤以补血养血,白术健脾益气,怀牛膝补益肝肾、强腰膝以活血。威灵仙通络止痛,防风祛风止痉,有"治风先治血,血行风自灭之义"。

(十) 普济消毒饮治石痈(风热毒蕴证)

王某,男,11岁。2019年7月21日初诊。

【主诉】左侧腮部肿胀8个月余。

【现病史】患儿8个月前因不慎被同学用头部撞击左侧腮部后逐渐肿胀,触之较硬,活动度差,无压痛,曾至某医院就诊,诊断为"巨细胞修复肉芽肿"并行手术治疗(具体不详)。现左侧腮部仍明显肿胀、皮色不变,吞咽无困难,余无异常,纳可,睡眠欠安、入睡困难,大便每日一解,小便黄。舌红,苔白腻。

【诊断】石痈(风热毒蕴证)。

【治法】疏风散邪,清热解毒,软坚散结。

【处方】普济消毒饮加减。

炒黄芩15g	连翘10g	升麻10g	白花蛇舌草15g	玄参15g
马勃10g包煎	青黛8g包煎	重楼15g	夏枯草15g	炒橘核15g
浙贝母15g	柴胡15g	赤芍15g	陈皮10g	昆布15g
甘草10g				

水煎服,每剂分2日服,共10剂。

2019年8月18日二诊　患儿左侧腮部肿胀明显减轻,肿胀面积不再增长,无压痛,余无异常,纳可,睡眠欠安、入睡困难,二便可。舌红,苔薄黄。

鉴患儿苔薄黄,加用金银花、连翘以增强疏风散热之功,因路途遥远,予15剂,2个月复诊一次。

【处方】银翘散合普济消毒饮加减。

金银花15g	连翘10g	菊花15g	桔梗15g	生升麻10g
柴胡15g	荔枝核15g	马勃10g包煎	射干15g	重楼15g
白花蛇舌草15g	玄参15g	昆布15g	皂角刺15g	甘草10g

水煎服,每剂分2日服,共15剂。

2019年9月8日三诊　服上药后症状明显缓解,肿胀面积有所消减,但于两日前同学不慎用扫把撞击到左侧腮部后逐渐出现肿胀、疼痛,皮温及皮色正常,质硬,活动度差,无吞咽困难,无发热、咳嗽、鼻塞、流涕等症,纳眠可,大便2~3日一解,小便黄。舌红,苔白腻。

【处方】普济消毒饮加减。

| 炒黄芩15g | 连翘10g | 僵蚕15g | 白花蛇舌草15g | 玄参15g |

马勃 10 g_{包煎}	青黛 10 g_{包煎}	重楼 15 g	夏枯草 15 g	炒橘核 15 g
炒荔枝核 15 g	柴胡 15 g	赤芍 15 g	陈皮 10 g	昆布 15 g
甘草 10 g				

水煎服,每剂分 2 日服,共 10 剂。

2019 年 11 月 24 日四诊 现患儿左侧腮部消减明显,无压痛,咀嚼吞咽无受限,余未见异常,纳眠可,二便可。舌红,少苔。

【处方】普济消毒饮加减。

浙贝母 15 g	天花粉 15 g	僵蚕 15 g	白花蛇舌草 15 g	马勃 10 g_{包煎}
青黛 10 g_{包煎}	重楼 15 g	夏枯草 15 g	炒橘核 15 g	炒荔枝核 15 g
柴胡 15 g	赤芍 15 g	陈皮 10 g	昆布 15 g	甘草 10 g

水煎服,每剂分 2 日服,共 10 剂。

2020 年 5 月 2 日随访,诉患儿目前病情稳定,复查头颅、颌面 MRI 未见异常。

按 巨细胞修复性肉芽肿(giant cell reparative granuloma, GCRG)是一种少见的非肿瘤性病变,具有局部侵袭性,常伴有邻近骨质的膨胀性溶骨性破坏性,发病原因和机制目前尚不清楚,医学界根据目前收集的数据加以研究,多数显示与外伤、炎症有关,可能是机体对外伤或炎症刺激后出血的一种修复性反应。因为极为少见,现代医学有效的治疗方案只有手术切除,但复发率高。

细胞修复性肉芽肿可归为中医石痈范畴。本案采用《东垣试效方》普济消毒饮为基础方。案中君药黄连苦寒,不利于口且患儿病位及舌象热势不甚,故去之,保留苦寒的黄芩,泻心肺之热,为君;玄参、橘红、甘草泻火补气为臣;板蓝根、连翘解毒消肿散结,马勃、白僵蚕散肿消毒定喘为佐;升麻、柴胡苦平,行少阳阳明二经之阳气不得伸,寓"火郁发之"之意;将清热散结的玄参、浙贝母暗合成"消瘰丸",加上橘核、荔枝核增强软坚散结的功效。传统中医药治疗肿瘤的原则主要是祛邪与扶正并重,而最重要的祛邪手段之一为清热解毒法,如本案所用白花蛇舌草、重楼等,均为清热解毒之品。初诊、二诊之后,患儿热邪渐散,减少清热药,加重化痰散结之品,改以《温病条辨》专治温病初起、邪在上焦的清凉平剂银翘散为主方,稍佐普济消毒饮。吴鞠通谓:"此方之妙,预护其虚,纯然清肃上焦,不犯中下,无开门揖盗之弊,有轻以去实之能!"用方灵活不拘专方专药,本病虽是疑难杂症,亦在 4 个多月内明显控制病情,囊肿、肿胀面积明显缩小。

(十一)甘露消毒丹治中性粒细胞减少症(邪在气分,湿热并重)

胡某,男,2 岁 2 个月。2018 年 6 月 24 日初诊。

【主诉】中性粒细胞减少症 1 年余。

【现病史】 患儿预防注射疫苗后，至当地医院血常规检查出中性粒细胞减少（指数具体不详），曾服鲨甘醇等药物及寻求中医治疗（方药多为补益药），未见明显好转。现偶打喷嚏，无咳嗽、流涕等现象，无发热，纳差，睡眠可，二便调。舌淡红，苔白腻。2018 年 5 月 28 日，血常规复查示：白细胞计数 $3.92×10^9$/L，中性粒细胞计数 $0.81×10^9$/L，中性粒细胞百分比 20.60%。

【诊断】 中性粒细胞减少症（邪在气分，湿热并重）。

【治法】 利湿化浊，助运消积。

【处方】 甘露消毒丹加减。

藿香 10 g	炒黄芩 10 g	连翘 10 g	茵陈 10 g	石菖蒲 10 g
丝瓜络 5 g	炒薏苡仁 15 g	玄参 10 g	芦根 15 g	桑叶 15 g
炒鸡内金 10 g	炒麦芽 15 g	浮小麦 20 g	淡竹叶 5 g	甘草 5 g

水煎服，每剂分 2 日服，共 6 剂。

2018 年 7 月 8 日二诊　未诉其他不适，纳差，睡眠可，多汗，面色㿠白，大便每日一解，质干难解，小便调。舌淡，苔薄白。血常规：白细胞计数 $3.47×10^9$/L，中性粒细胞计数 $0.83×10^9$/L，中性粒细胞百分比 23.9%。治以参苓白术散合生脉饮，以补虚除湿、理脾调气，佐以益气敛汗。

【处方】 参苓白术散合生脉饮加减。

太子参 15 g	山药 15 g	白扁豆 10 g	陈皮 10 g	白芍 10 g
炒白术 10 g	茯苓 10 g	山土瓜 10 g	炒麦芽 10 g	焦山楂 10 g
浮小麦 20 g	麦冬 10 g	北沙参 10 g	五味子 10 g	甘草 10 g

水煎服，每剂分 2 日服，共 10 剂。

2018 年 9 月 30 日三诊　患儿现偶打喷嚏，无咳嗽、流涕等现象，余无异常，纳可，睡眠欠安，喜翻身踢被，大小便可，面色㿠白。舌淡，苔薄白。2018 年 9 月 2 日，复查血常规：白细胞计数 $4.00×10^9$/L，中性粒细胞计数 $1.00×10^9$/L，中性粒细胞百分比 25.1%。治以滋阴补肾、补气养血。

【处方】 六味地黄丸加当归补血汤加减。

北沙参 10 g	麦冬 10 g	陈皮 10 g	茯苓 10 g	炒苍术 10 g
山药 15 g	炒麦芽 15 g	桑叶 15 g	太子参 15 g	生地黄 10 g
山茱萸 10 g	白芍 10 g	当归 10 g	黄芪 30 g	炙甘草 5 g

水煎服，每剂分 2 日服，共 10 剂。

2018 年 10 月 28 日三诊　患儿口腔右侧有一处溃疡，色黄白、疼痛，鼻衄，偶打喷嚏，无咳嗽、流涕等现象，纳尚可，睡眠欠安，喜翻身踢被，入睡后汗出明显，大便干，日一解，小便调。舌红，苔白腻。治以利湿化浊、凉血解毒。

【处方】甘露消毒丹合泻黄散加减。

藿香 10 g	炒黄芩 10 g	连翘 10 g	石菖蒲 10 g	丝瓜络 5 g
炒薏苡仁 15 g	玄参 10 g	芦根 10 g	桑叶 15 g	炒鸡内金 10 g
紫草 15 g	仙鹤草 10 g	防风 10 g	北沙参 10 g	甘草 5 g

水煎服,每剂分 2 日服,共 6 剂。

2018 年 11 月 18 日四诊 病史同前,服上药,中性粒细胞绝对值较前升高,偶有喷嚏,无咳嗽,纳可,夜骺,睡眠欠安,大便稍干,1~2 日一解,小便调。舌红,苔少。复查白细胞计数 $6.0 \times 10^9/L$,中性粒细胞计数 $2.1 \times 10^9/L$,中性粒细胞百分比 34.6%。治以滋阴补肾、补气养血。

【处方】六味地黄丸加当归补血汤加减。

北沙参 10 g	麦冬 10 g	陈皮 10 g	茯苓 10 g	山药 15 g
炒薏苡仁 15 g	炒麦芽 15 g	桑叶 15 g	太子参 15 g	白术 15 g
黄芪 20 g	生地黄 10 g	白茅根 15 g	仙鹤草 10 g	甘草 5 g

水煎服,每剂分 2 日服,共 10 剂。

药后随访 1 个月,患儿病情平稳,无明显不适。1 年后随访,中性粒细胞计数等皆在正常范围内。

按 中性粒细胞或多形核细胞是一种重要的免疫细胞,主要通过吞噬作用参与宿主的抗感染作用。中性粒细胞抗感染功能的正常发挥需要骨髓产生并输送合适数量的中性粒细胞至外周血循环。中性粒细胞减少症是由于外周血中性粒细胞绝对计数低于相应年龄的正常下限而出现的一组综合征。中性粒细胞由骨髓产生,加上肾常虚的小儿生理特性,故治疗此病患者多考虑从补肾着手,又鉴于小儿多为纯阳之体的生理特质,方采钱乙的六味地黄丸以滋补肾阴、补骨生髓。然而,此案之患儿就诊时舌淡,苔白且厚腻,可见湿邪困遏气机,治病向来主张以"运"为核心思想,盖脾为湿困,脾胃不和,则气机失调,运化无力,贸然使用补养之剂,恐生泥膈等他患,汪昂在《医方集解》的消导之剂曾言"浊阴不降则清阳不升;客垢不除则真元不复,如戡定祸乱然后可以致太平也",故先投以甘露消毒丹利湿化浊、清热解毒,加上鸡内金消积导滞,炒麦芽以散积行气,待湿热毒邪去,中焦气机畅通,再行补养之剂。其中,藿香性微温味辛,归脾胃肺经,芳香醒脾,化浊开胃,《本草正义》言及"为湿困脾阳,倦怠无力,饮食不好,舌苔浊垢之最捷之药";《本草崇原》言茯苓"有土位中央而枢机旋转之功"。施以甘露消毒丹调理 18 剂后,才进六味地黄丸加当归补血汤,2 个月后患儿血常规显示白细胞计数从 $3.47 \times 10^9/L$ 恢复到 $6.0 \times 10^9/L$,中性粒细胞计数从 $0.81 \times 10^9/L$ 恢复到 $2.1 \times 10^9/L$,中性粒细胞百分比从 23.9% 恢复到 34.6%。其后随访患儿 1 年,以上数据皆在正常范围内。

(十二) 龙胆泻肝汤治情感交叉擦腿综合征(肝胆湿热证)

王某,女,4岁。2019年8月6日初诊。

【主诉】患儿频繁摩擦外阴,伴有分泌物1.5年。

【现病史】患儿自2岁半玩耍时常借助杆状物刺激外阴,偶坐奶奶腿上及洗澡时,亦见频繁摩擦外生殖器。现患儿4岁,不借助外物时也会夹腿摩擦外阴,伴颜面潮红,自汗,制止时可停止,内裤上有分泌物,色白似滑石粉状,曾于某医院行脑垂体平扫未见异常;行脑电图检查,出现清醒时双侧中颞棘波棘慢波发送;性激素六项检查示雌二醇107.2 pmol/L,总睾酮0.09 nmol/L,孕酮0.55 nmol/L;妇科B超显示幼稚型子宫,右侧卵巢可见卵泡,盆腔积液,确诊为擦腿综合征、外阴炎。纳可,睡眠差,二便调。舌红,苔黄腻。

【既往史】既往有"阴道口黏连"病史,曾行"阴道口剥离"术。

【诊断】情感交叉擦腿综合征(肝胆湿热证)。

【治法】清泻相火,利湿清热。

【处方】龙胆泻肝汤加减。

龙胆草5g	通草10g	炒栀子5g	白豆蔻10g	柴胡10g
泽泻10g	知母10g	炒黄柏10g	车前子15g	钩藤15g后下
首乌藤15g	淡豆豉10g	刺蒺藜15g	菊花10g	甘草5g

水煎服,每剂分2日服,共6剂。

2019年8月18日二诊　服上药后症状缓解,病史同前,现受刺激后出现阴道分泌物,脾气怪,纳眠可,二便调。舌红,苔黄腻。

【处方】龙胆泻肝汤加减。

龙胆草5g	炒泽泻10g	炒黄芩10g	炒栀子5g	夏枯草10g
土茯苓10g	白豆蔻5g	柴胡10g	苍术10g	炒黄柏10g
川牛膝10g	钩藤10g后下	首乌藤10g	淡竹叶10g	甘草5g

患儿因不耐药物偏苦口感,遂改以颗粒剂型,予6剂,每剂6袋,开水冲服。

2019年9月17日三诊　服药后症状缓解,现仍有阴部瘙痒,1周2～3次出现擦腿症状,难以转移注意力,分泌物减少,面部潮红,自汗盗汗,纳可,睡眠欠安,每晚出现呼吸暂停,曾诊断为"腺样体肥大",二便调。舌红,苔白腻。

【处方】龙胆泻肝汤加减。

龙胆草5g	柴胡10g	白芍10g	法半夏10g	陈皮10g
茯苓10g	枳实10g	焦栀子5g	车前草10g	钩藤10g后下
石菖蒲10g	淡竹叶10g	乌梢蛇10g	白豆蔻5g	甘草5g

颗粒剂,每剂 6 袋,开水冲服,共 6 剂。

【外洗方】

苦参 20 g　　土茯苓 20 g　　蛇床子 20 g　　败酱草 20 g　　掉毛草 15 g

煎汤外洗,共 6 剂。

2019 年 12 月 17 日四诊　擦腿现象减少,仅在外阴刺激后出现,伴见外阴黄色分泌物,有异味,纳眠可,大便调。舌红,苔黄腻。性激素六项检查示:雌二醇 14 pmol/L,总睾酮 0.13 nmol/L,孕酮<0.1 nmol/L。

【处方】龙胆泻肝汤加减。

龙胆草 5 g　　苍术 10 g　　黄柏 10 g　　牛膝 10 g　　炒车前子 15 g

土茯苓 10 g　　金钱草 10 g　　钩藤 10 g 后下　　薏苡仁 15 g　　白豆蔻 5 g

滑石 15 g　　芦根 10 g　　淡竹叶 10 g　　泽泻 10 g　　甘草 5 g

颗粒剂,每剂 6 袋,开水冲服,共 6 剂。

服药后随访,3 个月未见复发。

按　情感交叉擦腿综合征也称"儿童擦腿综合征",是指儿童通过擦腿引起兴奋的一种行为障碍。中医学对该病的治疗具有独到的优势,中医古代文献无擦腿综合征明确记载,根据患儿患病部位与分泌物,本案病机与肝胆经实热湿火有关,方选龙胆泻肝汤暗佐知柏地黄丸。清代医家汪昂的《医方集解》中提及东垣用龙胆泻肝汤方治前阴热痒臊臭。本案以龙胆草苦泻肝胆实火,并能清下焦湿热,为君;柴胡为肝胆经引经药,《本草备要》云"能引清气上行,而平少阳厥阴之邪热";黄芩、栀子、车前子、木通、泽泻清利湿热,使湿热从小便出。又鉴于患儿雌二醇 107.2 pmol/L,这种情况类似于性早熟,"肾主水,司前后二阴",肾水不足致相火妄动者,则见阴部摩擦而快,肾水不能制火,虚火上炎,故稍佐黄柏、知母,取知柏地黄丸之泻相火义。肾肝同病,乙癸同源之意也,故肝经有病,必推化源于肾,如此肝肾两治,方得奇功。

(十三) 补阳还五汤治脊髓周围神经炎(气虚血瘀证)

陈某,男,3 岁。2018 年 11 月 18 日初诊。

【主诉】右上肢上抬困难 1 周。

【现病史】患儿于 12 天前出现发热,热峰 38.0 ℃,发热第 5 日出现右上臂上抬困难,无疼痛,右前臂无运动障碍,于 5 日前在昆明某医院确诊为右上肢急性迟缓性麻痹(脊髓周围神经炎),以醋酸泼尼松片、甲钴胺、胞磷胆碱钠片等药治 2 周,现右上臂上抬仍然困难,无震颤,无抽搐,纳眠可,大便稀,呈水样,每日一解,小便可。舌淡红,苔薄白。

【诊断】脊髓周围神经炎(气虚血瘀证)。

【治法】补气通络,温阳化饮。

【处方】补阳还五汤加减。

黄芪20g	川芎10g	红花10g	桃仁10g	赤芍10g
地龙10g	当归10g	茯苓10g	泽泻10g	白术10g
桂枝10g	钩藤15g后下	首乌藤15g	防风10g	甘草5g

颗粒剂,每剂6袋,开水冲服,共6剂。

2018年11月30日二诊 服药后右上肢力量增强,但仍不可做击掌、拥抱等水平运动,无疼痛,无抽搐,纳可,睡眠少,大便已正常,呈条状,每日一解,小便调。舌红,苔少。

【处方】补阳还五汤加减。

黄芪30g	川芎10g	当归10g	红花10g	桃仁10g
赤芍10g	地龙10g	桂枝10g	钩藤10g后下	忍冬藤15g
桑枝10g	羌活10g	独活10g	防风10g	甘草5g

颗粒剂,每剂6袋,开水冲服,共6剂。

2019年1月25日三诊 现患儿站立位右手可上举过头顶,右手较左手稍无力,脾气怪、易激惹,大便每日一解。舌红,苔薄白。遂开两方,一方内服,一方外用以巩固病情。治以肝肾阴阳双补、养筋壮骨。

【处方】六味地黄加二仙汤加减。

生地黄10g	茯苓10g	泽泻10g	山茱萸10g	山药10g
肉苁蓉15g	牡丹皮10g	怀牛膝10g	仙茅10g	淫羊藿10g
首乌藤10g	鸡血藤15g	桑寄生10g	补骨脂10g	炙甘草5g

颗粒剂,每剂6袋,开水冲服,共10剂。嘱备用不必尽剂。

【自拟外用方】

| 木瓜20g | 桑枝15g | 桑寄生15g | 仙茅15g | 续断15g |
| 千年健15g | 丝瓜络10g | 花椒15g | 怀牛膝15g | |

予10剂,煎汤外洗。

4个月后随访,诉患儿右上肢活动及肌力均无异常。

按 周围神经炎在中医内科里可归类成痿证、痹证范畴。可由中毒、营养代谢障碍、感染、过敏、变态反应等多种原因引起,进而损害多数周围神经末梢,引起肢体远端对称性或非对称性的运动、自主神经功能障碍的疾病,中西医皆认为属难治之病。考虑到本案患儿右手瘫软、无力,右肱二头肌较左边消瘦,故主方选用补阳还五汤。方中重用益气固表的黄芪,大补元气,使气旺以促血行;川芎入血分,能理血中之气;红花、桃仁入血分,逐瘀行血,赤芍活血,《本草备要》云其能行血中之滞;当归活血养血,再加上地龙通经活络、力专善走,钩藤搜风剔络,二者配合诸药以行药势;方末加上一味防风,以患儿性怪、大便溏属肝木克脾土之证,又防风乃风药中之润剂,黄芪得防风而功益大,诸药合用气旺血行,则诸症减轻。患儿右臂肌肉软瘦、无力,舌淡,大便溏,脾主肌又主四肢,故佐以茯苓健脾渗湿,泽泻利水渗湿,白术益脾,桂枝温阳化气,合为苓桂术甘汤。如此湿去,枢机得转,则运化有司,故六剂不尽病即瘥。明代万全《育婴家秘·五脏证治总论》提出:"小儿五脏之中肝有余,脾常不足肾常虚。"《小儿药证直诀》曰:"盖小儿肾之一脏常主虚,不可令受热毒,攻及肾脏,伤乎筋骨。"后期调理稍进以滋补肝肾的六味地黄汤合二仙汤,以期巩固。

(十四)柴茵退黄汤治蚕豆病后期伴上呼吸道感染(湿热壅盛证)

司某,男,11 个月。2019 年 5 月 14 日初诊。

【主诉】发现"蚕豆病"5 日。

【现病史】患儿家属于 2019 年 5 月 9 日发现患儿无明显原因下出现面色苍白、精神差,遂至昆明某医院诊治,经查体及检查后诊断为"蚕豆病",经"输血治疗"后患儿贫血症状好转,面目仍黄。近 2 日患儿出现感冒样症状,特来我处寻求中医诊疗。现症见面目黄染、咳嗽、鼻塞、流浊涕,纳少,睡眠尚可,大便呈糊状、味重,小便正常。舌体偏瘦,舌质红,苔根部黄腻,脉弦滑。

【诊断】蚕豆病后期伴上呼吸道感染(湿热壅盛证)。

【治法】清热利湿,补益肝肾。

【处方】柴茵退黄汤加减。

柴胡 10 g   茵陈 10 g   茯苓 10 g   郁金 10 g   石菖蒲 6 g
虎杖 6 g   菟丝子 10 g   覆盆子 10 g   枳壳 10 g   薏苡仁 15 g
垂盆草 6 g   金钱草 6 g   芦根 15 g   益智仁 10 g   甘草 5 g

水煎服,每剂分 2 日服,共 6 剂。

服药 3 日后通过电话随访,家属诉患儿精神渐佳,面色渐润,偶有单咳,喷嚏、鼻塞、流涕明显减轻,进食进奶量较前增加,睡眠可,大便稍成形,小便调。

服药 1 周后随访,诉患儿一般情况好,精神状况佳,面色明润,咳嗽、鼻塞及流涕等症状消失,纳眠可,二便调。患儿 6 剂未尽,病已告愈。1 个月后家属来诊,述其未再复发。

按 蚕豆病又称蚕豆黄或胡豆黄,在中医古籍中并无相关记载,是由杜顺德教授于 1952 年正式命名。现代医学发现,蚕豆黄是因进食蚕豆而引起的一种急性溶血性疾病,多见于 G-6-PD 遗传缺陷的人群,其起病急剧,常伴有血红蛋白尿、黄疸、贫血等症状。病程一般在 2～6 日,多数可自然痊愈,但贫血严重者若不及时输血,亦会导致死亡。中医通过研究蚕豆黄患者的发病规律、证候特点,认为其与中医中"黄疸病"症状类似,有学者认为蚕豆黄病位在肝、胆,以肝胆湿热为主要病机,证多属阳黄。本案患儿初诊时方 11 月龄,脏腑娇嫩,形气未充,肾常虚,又因发病急骤,见其面色苍白,并且经过"输血治疗"后,病情明显缓解,提示患儿精血亏虚、先天不足之本,而患儿鼻塞、流浊涕,大便呈糊、味臭及结合其舌脉之象,提示其肝胆湿热之标。其病在肝、胆,肝主藏血,血不藏则面色不荣、苍白无华,湿热外袭肝、胆,聚于下焦,枢机不利,气机不畅,肺卫之征不得轻解,故以柴胡为君,《本草分经》言柴胡"平少阳厥阴之邪热,宣畅血气",柴胡入肝、胆两经,一在调理肝气,助肝恢复藏血职能,二在旋其中枢,通调三焦气机,祛病邪与上下通路,如《本草从新》言"柴胡在脏主血,在经主气"。另外,柴胡尚有祛痰热实邪之能,《别录》言柴胡主"心下烦热,诸痰热结实",标本兼治,故以柴胡为君。方以茵陈为臣药,其为治疗湿热黄疸之要药,《本草便读》述茵陈"治湿为长,一切表里湿热,皆可治之",《本草乘雅半偈》言"茵陈宣发发陈,外入之邪外出,陈去而新生矣",茵陈亦入肝、胆经,随木气宣发之形,遂肝气调达之性,又清热利湿,祛内外湿热,为臣药。方中茯苓、枳壳主健脾运脾,行气化湿,合小剂石菖蒲豁痰、理气、活血、开窍;再以郁金、芦根、虎杖、垂盆草、薏苡仁、金钱草清三焦无形之热,引有形之邪从小便而出;继用菟丝子、覆盆子、益智仁补益肝肾,使精血有源,补涩兼顾,使藏纳得宜,以上俱为佐药。甘草调和治疗标本之诸药,使补精血而不敛邪,祛湿热而不伤正,为使药。经 1 周治疗,患儿病情明显好转。

(十五)甘露消毒丹治毛母质瘤(气滞痰凝,瘀血阻络)

陈某,男,6 岁。2021 年 4 月 13 日初诊。

【主诉】发现右上眼睑肿块 2 月余。

【现病史】患儿 2 个月前无明显诱因下出现右上眼睑肿块,色不红,至当地医院行体表肿物 B 超,提示右上眼睑皮下实性结节声像(考虑毛母质瘤),大小约 0.9 cm×0.6 cm×0.4 cm,其间肿块逐渐增大,色红伴压痛。现肿块约蚕豆大小,仍色红,有压痛,自汗出,动则尤甚,无发热及咳嗽。纳少,偶有脐周疼痛,睡眠可,二便调。舌淡,苔白腻。

【查体】一般情况可,精神佳。肿块肤温正常,边界清,活动度可,无波动感,轻压痛。

【诊断】毛母质瘤(气滞痰凝,瘀血阻络)。

【治法】行气化痰,活血通络。

【处方】甘露消毒丹加减。

藿香10g　　炒黄芩10g　　连翘10g　　射干10g　　白花蛇舌草10g

赤芍10g　　重楼10g　　柴胡10g　　夏枯草10g　　鳖甲20g_{先煎}

皂角刺10g　紫花地丁10g　谷精草10g　僵蚕10g　　甘草5g

水煎服,每剂分2日服,共6剂。

2021年5月25日二诊　右上眼睑肿块较前减小,色不红,无压痛,质稍硬,偶有脐周疼痛。纳少,睡眠可,盗汗自汗,二便调。舌尖红苔白腻。查体:肿块肤温正常,边界清,活动度可,无波动感,无压痛,肿块大小较前缩小。

【处方】甘露消毒丹加减。

玄参10g　　龙胆草5g　　薏苡仁15g　　白芍10g　　白花蛇舌草10g

赤芍10g　　重楼10g　　柴胡10g　　夏枯草10g　　鳖甲20g_{先煎}

皂角刺10g　紫花地丁10g　谷精草10g　丝瓜络10g　甘草5g

水煎服,每剂分2日服,共6剂。

按　毛母质瘤又称钙化上皮瘤,是一种少见的皮肤良性肿瘤。其发生部位在机体皮肤组织真皮深部和皮下脂肪之间,好发于头皮、面、颈部及上肢等处,多见于青少年。毛母质瘤属于中医"癥瘕"的范围。本案患儿首诊时肿块以红、肿、痛为主,故本案初期以清热解毒、利湿化痰为主。以藿香为君,藿香入脾胃,化湿解肌。患儿病位在右上眼睑,该部位包含于足厥阴肝经循行路线中,用药不应脱离肝经、胆经循行,因此以甘露消毒丹中的黄芩、连翘、射干为臣;黄芩清热燥湿,泻火解毒,炒黄芩可清肝胆热。《本草经解》认为炒黄芩主诸热、黄疸、肠澼泻痢、逐水、下血闭、恶疮疽蚀、火疡;《神农本草经》中认为连翘主瘰疬、痈肿、瘿瘤等;佐以柴胡条达肝气而疏肝;僵蚕散结消肿,通行经络;夏枯草、地丁、重楼、皂角刺、白花蛇舌草共奏清肝胆郁热、散肿消毒的功效;辅以鳖甲滋阴潜阳、软坚散结;赤芍清热凉血、祛瘀止痛;谷精草入足厥阴肝经,明目清风、去翳消障;甘草调和诸药。二诊时患儿肿块以无疼痛,肿块肤色正常,故以行气化痰,活血通络为主。在原方基础上加龙胆草,除肝胆郁热,疗眼肿赤痛;薏苡仁利水渗湿、清热排脓;丝瓜络通经活络、清热化痰;玄参清热解毒、滋阴散结;白豆蔻化湿行气。

(十六)柴芍温胆汤治疗阿斯伯格综合征(气郁痰结证)

汪某,男,9岁。2021年7月6日初诊。

【主诉】性格孤僻,伴学习能力下降2年余,加重2个月。

【现病史】既往患儿语言发育正常,1岁时会使用单字和姿势表达,2岁时词汇量增多,会用简单的词语表达需求并对父母的指令做出恰当的回应,3岁可以使用并理解完整词句。至2年前,患儿家长发现患儿不愿与他人交流,开始避开与他人对视,对他人的语言动作不能做出恰当的反应,学习成绩下降,一个人时自觉有人在耳边说话,上课时会做怪异行为,做调皮的事情,时有发笑,家长诉与孩子沟通有些困难,不主动交谈,仅对自己感兴趣的事情愿意参与,易怒,无自残行为,其间未予任何治疗。2个月前无明显诱因下出现明显的担心、紧张、不安、情绪低落、闷闷不乐,不能恰当地讲述自己的内心感受,出现明显的社交退缩行为,兴趣范围狭窄,不自主地重复某些固定动作,注意力不集中,已经影响到日常生活和学习,遂至当地医院就诊,完善相关量表评估,诊断为"阿斯伯格综合征",每日予阿立哌唑片10 mg、氟西汀5 mg口服治疗,2周后症状无明显缓解,自行停药。刻下:患儿表情淡漠,沉默呆钝,不与他人交流,注意力下降,时有不自主发笑。纳可,夜卧不宁,二便调。舌红,苔白腻,脉弦滑。

【诊断】阿斯伯格综合征(气郁痰结证)。

【治法】理气解郁,化痰醒神。

【处方】柴芍温胆汤加减。

柴胡10 g	白芍10 g	石菖蒲10 g	炙远志10 g	丝瓜络10 g
钩藤10 g后下	首乌藤10 g	姜竹茹6 g	青礞石20 g先煎	桃仁10 g
莪术5 g	珍珠母30 g先煎	磁石30 g先煎	茯苓10 g	甘草10 g

水煎服,每剂分2日服,共3剂。

2021年7月13日二诊　患儿吃火锅后出现咳嗽、咯痰,阵发性咳嗽,痰黄质黏,无发热、鼻塞等。仍见表情淡漠,沉默少言,反应迟钝,注意力仍难以集中,无法安坐5分钟以上。纳可,睡眠欠安,二便调。舌红,苔黄腻,脉滑数。查体:咽红,扁桃体Ⅱ°肿大,未化脓。拟在化痰醒神的基础上予清热化痰、降逆止咳,原方去桃仁、红花、莪术、青礞石、白芍、磁石,加炒黄芩10 g、连翘6 g以清上焦火,天花粉15 g、浙贝母10 g以清热化痰、消痈散结;胆南星10 g、法半夏10 g以清热化痰、降逆止咳。3剂,煎服法同前。

2021年7月20日三诊　患儿咳嗽、咳痰消失。可与家人及亲近的同学简单交流,情绪较前愉悦,注意力较前集中,可安坐10分钟左右,但反应仍有迟钝,食量较前增加,睡眠欠安,喜俯卧,二便调。舌红,苔白腻,脉滑。查体未见异常。上方去炒黄芩、天花粉、法半夏,加青礞石20 g以坠痰下气、莪术5 g以行气消积、赤芍10 g以清血分郁热。12剂,煎服法同上。

2021年8月13日四诊　服上方后患儿情绪明显好转,可主动与家人及同学交流,在家长鼓励下可与陌生人交流1分钟左右,与人交流时表情较前丰富,注意力较前集中,上课时可专心听讲 20 分钟。纳眠可,二便调。舌淡,苔白,脉滑。前方去胆南星、浙贝母、连翘,加补骨脂 10 g,益智仁 10 g 以补益肾精,天竺黄 6 g,淡竹叶 10 g 以清心安神,枳壳 10 g 以行气畅中。10 剂,煎服法同前。

随访半年余,患儿病情好转,可主动与家人及同学交流,生活及学习回归正常。

按 阿斯伯格综合征是一种神经系统发育障碍性疾病,特点是社会交往困难局限、刻板的兴趣和活动模式常伴有显著的动作笨拙。在《美国精神疾病诊断和统计手册》第 4 版(DSM-Ⅳ)中阿斯伯格综合征与孤独症均列为广泛性发育障碍(pervasive developmental disorder,PDD)的一个亚型,其发病可能与遗传因素有关。国外有人提出阿斯伯格综合征患儿的社交缺陷可能与其心理缺陷有关,即"心灵理论"学说。目前治疗以教育及训练为主,药物主要是针对一些行为问题及情绪障碍方面进行对症辅助治疗。中医无"阿斯伯格综合征"的病名记载,根据其临床表现可属"癫病"范畴。本案患儿气机郁结,遂情绪低落,气郁日久,气不行津,聚而成痰,故而气痰郁结,蒙蔽神窍,正如清代叶天士《临证指南医案·癫痫》所载:"癫由积忧积郁,病在心脾胞络,三阴蔽而不宣,故气郁则痰迷,神志为之混淆。"治宜理气解郁、化痰醒神,予柴芍温胆汤加减。柴胡辛散、白芍酸收,刚柔妙对,和肝之用,补肝之体,行气解郁为君;远志化痰、菖蒲化湿,二药伍用,启闭醒神;茯苓渗湿利痰,《神农本草经》载菖蒲"主风寒痹,咳逆上气,开心孔,补五脏,通九窍,明耳目,出音声。久服轻身,不忘,不迷惑,延年",远志可"主咳逆,伤中,补不足,除邪气,利九窍,益智慧",三药共为臣药,助君药开结行滞;佐以磁石、青礞石和珍珠母重坠下行、化胶固顽痰,钩藤、首乌藤治疗儿童夜卧不宁,丝瓜络和竹茹助气血之运行,调肝脾之气滞,以绝生痰之源。再予桃仁、莪术活血通络;使以甘草调和诸药。本案治疗以行气化痰、醒神开窍为主,佐以坠痰活血通络之品,气血同治。正如《不居集》云:"一身气血,不能相离,气中有血,血中有气,气血相依,循环不已",《素问·调经论》所云"五脏之道,皆出于经隧,以行血气。血气不和,百病乃变化而生,是故守经隧焉"。目前为止,尚未发现针对 AS 的特效药物,本病的治疗主要是以教育和训练为主,药物仅作为辅助治疗手段,对情绪障碍、行为问题和一些严重共病进行对症治疗,因此本病的治疗是一个漫长而艰难的过程。中医药的早期干预,可明显改善症状、缩短病程。

(十七)青蒿鳖甲汤治周期性发热综合征(阴虚内热证)

何某,男,5 岁。2022 年 6 月 12 日初诊。

【主诉】反复发热 2 年余。

【现病史】患儿近 2 年反复发热,2022 年 2 月 27 日于某医院诊断为"周期性发热综合征",平均 10～20 日发热 1 次,热程 3～4 日,热峰 40.5℃,高热时伴寒战,需予"醋酸泼尼松片 17.5 mg"口服热暂退,3～4 小时后复热,伴腹痛,呕吐,现夜间偶咳,喉中痰鸣,喷嚏频。来诊时体温正常,纳呆,睡眠欠安,大便偏干,2～3 日一解,小便调。舌淡红,花剥苔。查体:咽红,双侧扁桃体Ⅱ°肿大,未见脓性分泌物。双部颈侧可触及数枚肿大淋巴结,左侧大者 1.5 cm×1.5 cm,质韧,活动度可,无粘连、压痛。

【诊断】周期性发热综合征(阴虚内热证)。

【治法】滋阴清热。

【处方】青蒿鳖甲汤加减。

青蒿 10 g	醋鳖甲 20 g 先煎	藿香 10 g	黄芩 10 g	水牛角 20 g 包煎
连翘 10 g	柴胡 10 g	葛根 15 g	玄参 10 g	知母 10 g
丹皮 10 g	重楼 5 g	土茯苓 10 g	白豆蔻 5 g	甘草 5 g

水煎服,每剂分 2 日服,共 6 剂。

2022 年 6 月 19 日二诊　服药期间仍有发热,热峰 39.6℃,发热间隔时间较前延长。现暂无发热,咽痛,偶咳,喉间痰鸣,纳转佳,睡眠欠佳,大便干结情况较前好转,现每日 1 次,小便调。查体:咽红,双侧扁桃体Ⅰ°肿大,未见脓性分泌物。未触及肿大淋巴结。

【处方】前方去藿香、黄芩、连翘、玄参、土茯苓、白豆蔻,加地骨皮 10 g、白薇 10 g、生地黄 10 g、牛蒡子 10 g、青黛 5 g(包煎)、前胡 10 g、桔梗 10 g。

水煎服,每剂分 2 日服,共 10 剂。

线上随访半年,患儿未再发热。

按　周期性发热综合征(periodic fever syndrome, PFS)由 Marshall GS 等人于 1987 年提出,该病表现为发作性高热(＞39℃)持续 3～6 日,每 3～8 周发作,首次发作大多在 5 岁以内,多有口腔溃疡的前驱症状,此外还可有全身不适、疲乏、兴奋易怒、头痛,罕见有寒战、咳嗽、恶心、呕吐、腹痛、腹泻、皮疹等伴发症状。本病病因未明,是一组大多有遗传基础、免疫和代谢方面也各有其特征性改变的自身炎症性疾病。治疗方面,目前口服糖皮质激素对控制症状有效,近年也有人提出西咪替丁预防性用药可阻止症状复发。

本案患儿发热时间已 2 年余,由于小儿"阳常有余,阴常不足",小儿久热势必耗伤肺阴,肺气阴津受损虚火内生,使发热反复发作,余热难退。遂取青蒿鳖甲汤滋阴清热的作用,青蒿鳖甲汤出自《温病条辨》,由青蒿、鳖甲、生地黄、知母、牡丹皮组成,主治温病后期、邪留阴分、夜热早凉、热退无汗、能食形瘦、舌红少苔、脉沉细略数等症。青蒿鳖甲汤所治之热乃邪气深伏于阴分,自阴分而来,所以一般认为青蒿鳖甲汤证的病机是"热自阴来"，阴虚生内热。青蒿清热透络，引邪外出，鳖甲直入阴分，滋阴而退虚热；青蒿不能直入阴分，由鳖甲领入之，鳖甲不能独出阳分，由青蒿领之出也，二药并用，有先入后出之妙用；知母养阴清热，牡丹皮凉血退热，助透泄阴分之邪热；水牛角入营分，清解营热；柴胡入肝胆经，与黄芩相合，疏调气机，使邪热外散得以转机；藿香芳香醒脾，白豆蔻辛宜入胃，为脾胃所喜，两药合用，醒脾养胃；热久难免血瘀成结，予连翘清热解毒散结，玄参清热解毒利咽，牡丹皮行瘀退热，重楼消肿止痛，土茯苓清热利湿解毒；热久津伤口渴，予葛根解肌退热，生津止渴。诸药合用，共奏养阴透热之功，使阴虚得复，邪热可去。

二诊时患儿发热间隔时间较前延长，各症皆缓解。患儿颈部肿大淋巴结消退，食欲好转，食量增加，故去醒脾进食之藿香、土茯苓、白豆蔻，又恐苦寒太过，阴津难复，故去前方苦寒之黄芩、连翘、玄参；患儿仍有周期性发热，虽热间隔延长，但热势仍剧，故加地骨皮、白薇、生地黄养阴清热，又可甘寒保津液，牛蒡子、青黛、前胡、桔梗疏风清热、解毒利咽，轻清透泄，热退病愈。